保育者のための わかりやすい 子どもの保健

第2版

監修

兵庫県立こども病院

院長 **飯島 一誠**
Iijima Kazumoto

編集幹事

稲垣 由子 **本田 順子** **八木 麻理子** **永瀬 裕朗**
Inagaki Yuko　　Honda Junko　　Yagi Mariko　　Nagase Hiroaki

総合医学社

第2版監修にあたって

近年，保育をめぐる状況は大きく変化し，保育所をはじめとする保育関係施設の利用児童数は，1・2歳児を中心に大きく増加しています。また，子育て世帯における子育ての負担や孤立感が高まり，児童虐待の発生も後を絶たず，大きな社会的問題になっています。

このように保育を取り巻く社会情勢が大きく変化する中，2017年3月には保育所保育指針が約10年ぶりに改定され，2018年4月から適用されました。

こうした状況を踏まえ，今後の保育士に必要な専門的知識及び技術を念頭に置きつつ，保育士養成課程のカリキュラムが見直されました。

具体的には，(i)乳児保育の充実，(ii)幼児教育を行う施設としての保育の実践，(iii)「養護」の視点を踏まえた実践力の向上，(iv)子どもの育ちや家庭への支援の充実，(v)社会的養護や障害児保育の充実，(vi)保育者としての資質・専門性の向上などの方向性が示され，「子どもの保健（座学）」と「子どもの健康と安全（演習）」からなる新カリキュラムが整備されました。

本書は新カリキュラムの「子どもの保健（座学）」と「子どもの健康と安全（演習）」を1冊で網羅する教科書を目指し，イラストが多く，文字も大きく，わかりやすく，できるだけやさしい言葉で，教科書ではあるけれど，お母さんに説明するようなやさしい文章とすることを心がけ，平成30年に出版しましたが，その後5年が経過し，新型コロナウイルス感染症を含め，最新の情報への改訂が必要と判断し，第2版を出版することといたしました。

本書が，一人でも多くの"保育士を目指す"方々のお役に立つことを祈っております。

最後に，刊行にあたりご尽力いただいた，編集幹事や著者の先生方に深く感謝いたします。

令和6年1月吉日

飯島　一誠

監修・著者一覧

〈監　修〉

飯島　一誠　　（兵庫県立こども病院　院長）

〈編集幹事〉

稲垣　由子　　（甲南女子大学　名誉教授／明石こどもセンター）

本田　順子　　（兵庫県立大学地域ケア開発研究所）

八木　麻理子　（甲南女子大学人間科学部総合子ども学科）

永瀬　裕朗　　（神戸大学大学院医学研究科内科系講座小児科学分野）

〈著　者〉

稲垣　由子　　（甲南女子大学　名誉教授／明石こどもセンター）

北山　真次　　（姫路市総合福祉通園センター）

清水　彩　　　（大阪公立大学大学院看護学研究科実践看護科学領域家族支援看護科学分野）

髙谷　知史　　（大手前大学国際看護学部看護学科小児看護学分野）

冨岡　和美　　（宝塚市立病院小児科）

永瀬　裕朗　　（神戸大学大学院医学研究科内科系講座小児科学分野）

本田　順子　　（兵庫県立大学地域ケア開発研究所）

松井　鋭　　　（兵庫県立こども病院救急科）

八木　麻理子　（甲南女子大学人間科学部総合子ども学科）

（五十音順）

もくじ

第Ⅰ部

子どもの保健

第1章　子どもの健康と保健の意義

① 子どもの健康と子どもを取り巻く環境

〈子どもの健康とは〉

　子どもとは，出生後から始まるのではなく，母親の胎内から始まります。その頃を胎児期，生後28日未満を新生児期，1歳未満を乳児期，満1〜6歳未満（通常は小学校入学直前まで）を幼児期といいます。それ以降は，小学校入学〜卒業までを学童期，中学校以降は思春期，青年期とされています。

　子どもは大人のミニチュア（小型）ではなく，子どもとしての特徴をもっています。例えば，子どもは成長・発達が著しい時期です。また，その成長・発達には個人差がとても大きいことが挙げられます。

　では，「健康」とはどういう状態をいうのでしょうか。

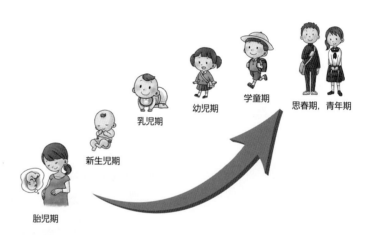

WHO（世界保健機関）の定義によると，「健康とは，病気でないとか，弱っていないということではなく，肉体的にも，精神的にも，そして社会的にも，すべてが満たされた状態にあること」です。つまり，子どもの健康とは，病気やけががないとか，障がいがないとかということではなく，心も満たされた状態であり，そして周囲の環境や人間関係に関しても満たされた状態にあることです。生まれながらにして，障がいのある子どももいますし，慢性的に病気をもつ子どももいます。もちろん，病気や障がいがないことは望ましいのですが，病気や障がいがあったとしても，それぞれの子どもにとって，身体も心もそして環境的にも最大限満たされた状態であることが，健康と考えられます。また，子どもとは，絶えず成長し，発達しているという大きな特徴があります。成長・発達には個人差がありますので，その子どもなりに成長・発達していくことが大切です。したがって，子どもの健康には，その子どもなりに成長・発達をしていくという視点も含まれます。

　子どもの保健とは，このような子どもの健康を維持し，増進することを目的としています。子どもが身体も心もそして環境的にも満たされた状態で，その子どもなりに成長・発

達していくためには，保育者は，子どもの身体だけに目を向けるだけでなく，子どもの心も満たせるように，子どもを取り巻く環境（家族，保育現場など）も整えていく必要があります。そして，保育者は，一人ひとりの子どもの健康を考えるだけでなく，感染症の拡大といった視点などから集団全体の健康についても考える必要があります。また，子どもを取り巻く環境の中でも特に重要な子どもの保護者（家族）の健康，保育者自身の健康についても常に意識することが大切です。

〈年齢とともに広がる子どもの生活環境と行動範囲〉

　イラストのように，母親の胎内にいる時期は，生活環境は母親の胎内で，羊水に浮かんでいます。行動範囲はとても狭いものです。出産後，母親の胎内から外界に出ますが，新生児期は，寝返りもできないので，自分で移動することはできません。しかし，乳児になると寝返りができるようになり，次に，はいはいを始めます。つまり，自分の意志で動くようになります。親など身近な大人に連れられて公園などに外出することはできますが，まだこの時期では，自宅などの狭い範囲での活動が多い時期です。しかし，1歳頃から歩行ができるようになり，2歳になると走れるようになります。3歳になると三輪車が乗れるようになるでしょう。行動範囲は一気に広がります。また，保育所や幼稚園に通い始めると，自宅とは違う場所での生活時間が長くなってきます。さらに，学童期，思春期になると，仲間や教諭のような家族以外の人とのつながりも深くなり行動範囲も格段に拡大します。

　このように，子どもの成長・発達に伴い，生活環境や行動範囲が変化し，拡大していくので，病気やけがのリスクも上がります。子どもの健康と安全を守るためには，まずは，保育者が子どもがどのように成長・発達していくのかについて知識を身につける必要がありますので，第2章「子どもの発育と発達」（p.21）で詳しく勉強しましょう。

〈子どもの健康と環境要因〉

　子どもの健康は，子どもを取り巻く環境から大きな影響を受けます。その環境の最も狭い範囲は家庭環境です。家，近所，幼稚園や保育園，学校，地域，日本，地球というように環境は同心円状に広がっていきます。

　子どもの健康に影響を与える要因には，遺伝や生活習慣など「人」にかかわる要因と社会的環境，生物学的環境（ウイルス，細菌など），物理化学的環境などの環境要因があります。

　物理化学的要因には，温熱，空気，水，光，

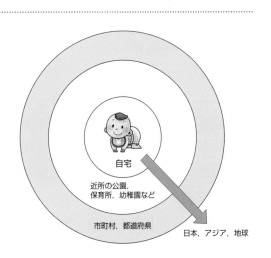

自宅

近所の公園，
保育所，幼稚園など

市町村，都道府県

日本，アジア，地球

音，放射線などがあります。空気が要因となる健康被害の例としては，大気汚染物質の曝露によって喘息が増えることが挙げられます。また，最近では，黄砂やPM2.5が子どもの目・鼻・呼吸器症状に影響を与えていることがわかっています。2011年3月の東日本大震災では，原子力発電所での放射能漏れ事故が大きな健康被害をもたらす可能性が心配されています。物理化学的要因はマスクをしたり，外出を控えるなどの行動で少しは避けることができるかもしれませんが，自分たちで直接制御することができなかったり，制御することが困難なものです。このように個人では制御できないものが環境要因です。

　生物学的要因は，ウイルスや細菌などです。子どもは大人に比べて免疫機能が弱いため，ウイルスや細菌に感染すると重症化しやすくなるので注意が必要です。COVID-19パンデミックのように，今後も新種のウイルスに脅かされることもあるかもしれません。社会・文化的要因には，ストレス，薬物，栄養状態などが含まれます。人間関係によるストレスもこの社会・文化的要因の1つです。子どもはタバコを直接は吸わないですが，周囲の大人が吸うタバコの煙は社会・文化的要因であり，子どもの健康に悪影響を与えます。また，貧困が子どもの健康に悪影響を及ぼすことは世界的に多くのデータがあります。日本の子どもの相対的貧困率は11.5％（2021年）であり，9人に1人が貧困という高い貧困率です。貧困層の子どもには，肥満や喘息が多いこと，貧困が虐待の要因や問題行動の要因になることが指摘されています。貧困層では親が虐待するとか，子どもが問題行動を起こすと決めつけるのではなく，貧困に気づき，適切な支援をすることで，親も子どもも健康な生活をおくることができるので，そのような支援につなぐことが大切なのです。

物理化学的要因	生物学的要因	社会・文化的要因
・温熱 ・空気，水 ・光，音 ・放射線など	・ウイルス ・細菌など	・ストレス ・薬物 ・栄養状態 ・受動喫煙 ・貧困など

　環境要因には，さまざまなものがあることを説明しました。では，このような環境要因が今の子どもの健康にどのような影響を与えているのでしょうか？

　近年のアレルギー疾患の増加は環境要因が影響を与えているのではないかと考えられています。例えば子どもの喘息は，過去30年間で1％から5％に増加し，2021年度における学校種別の喘息者の割合（学校保健統計調査）は**図表Ⅰ-1-1**のようになっています。

図表 I - 1 - 1

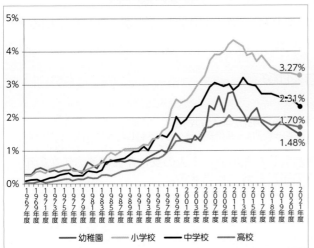

嘴息者の割合推移

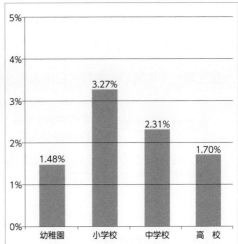

嘴息者の割合（2021年度）

（文部科学省：令和3年度 学校保健統計調査. 2022より引用）

　他にも先天異常（ダウン症，水頭症など）や発達障害にも環境要因が影響しているといわれています。子どもは，成長発達の途上にあり，乳幼児の脳は外界から影響を受けやすいこと，まだ臓器などが未発達なため，大人に比べて有害物質が身体の中に入りやすく，影響を受けやすいのです。このような有害な環境要因からなるべく子どもを遠ざける必要があります。

〈エコチル調査「子どもの健康と環境に関する全国調査」〉

　子どもの健康は，子どもを取り巻く環境から大きく影響を受けるというお話をしました。「エコチル調査」は，赤ちゃんがお母さんのお腹の中にいるときから13歳になるまで健康状態を定期的に調べて，環境が子どもの成長・発達にどのような影響を与えているのかを明らかにすることを目的とし，環境省が2010年度から始めた国家プロジェクトです。「エコチル」は，「エコロジー」と「チルドレン」を組み合わせた言葉です。この調査結果に基づいて，子どもの成長や健康に影響を与える原因となる物質の使用を規制したり，対策をとることで，安心して子育てができる環境の実現を目指しています。

② 健康と健康指標

〈出生動向〉

　出生の動向をみる指標として，出生率と合計特殊出生率があります。合計特殊出生率は，実際に1人の女性が一生の間に生む子どもの数です。計算式は少し複雑になりますが，女

性が出産可能な年齢を15～49歳までとし，それぞれの出生率を出し，足し合わせることで，人口編成の偏りをなくし，1人の女性が一生の間に生む子どもの数の平均を算出します。1人の女性が産む子どもの数が2.07以上であれば，人口は増加しますが，それを下回ると，人口は減少していきます。

> 出生率＝1年間の出生数／日本人の人口×1,000

> 合計特殊出生率＝$\left[\dfrac{\text{母の年齢別出生数}}{\text{年齢別女性人口}}\right]$ 15歳から49歳までの合計
> （都道府県別は5歳階級で算出し，5倍したものを合計している。）
>
> 15～49歳までの女性の年齢別出生率を合計したもので，1人の女性が仮にその年次の年齢別出生率で一生の間に生むとしたときの子ども数に相当する。

　2022年の人口動態統計によると，出生数は77万759人，出生率は6.3であり，年々低下しており，明治32年の人口動態調査開始以来最少となっています。合計特殊出生率は1.26ですので，現在，日本では女性1人が生む子どもの数は1.26人ということになり，過去最低となっています。つまり，日本の人口はどんどん減少しています（**図表Ⅰ-1-2**）。

図表Ⅰ-1-2　出生数および合計特殊出生率の年次推移―1899～2022年（明治32～令和4年）―

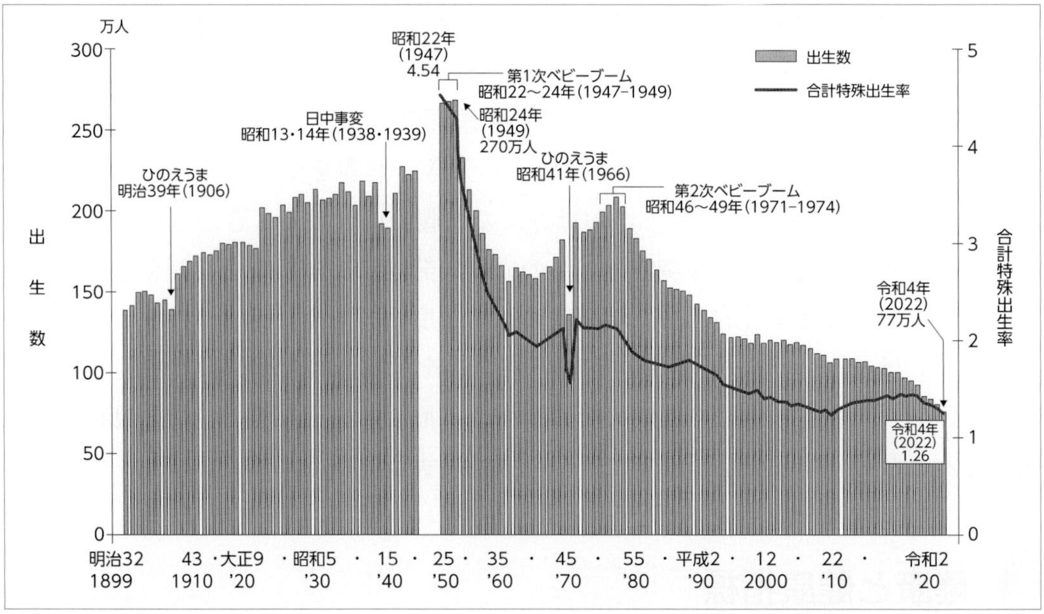

（厚生労働省：令和4年　人口動態統計. 2023より引用）

〈健康指標としての死亡率〉

　2022年の人口動態統計によると死亡数は156万9,050人であり，死亡率は12.9（人口千対）

でした。死亡率は，減少傾向にありましたが，1983年頃から人口の高齢化の影響で緩やかに上昇傾向となっています。

● 妊産婦死亡

> 妊産婦死亡率＝年間の妊産婦死亡数／年間の出産数（出生数＋妊娠満12週以後の死産数×100,000）

　妊産婦死亡とは，妊娠中または，妊娠終了後満42日未満の女性の死亡のことです。妊娠もしくはその管理に関連した原因によるものをいい，不慮または偶発の原因によるものは除きます。日本の妊産婦死亡率は1970年には52.1でしたが，2022年には4.2まで低下し，国際的にも最も低いグループに入っています。妊産婦死亡の主な原因は，妊娠高血圧症候群と異常出血です。

● 周産期死亡

> 周産期死亡率＝年間の周産期死亡数（妊娠満22週以後の死産数＋早期新生児死亡）
> ／年間の出産数（出生数＋妊娠満22週以後の死産数×1,000）

　周産期とは，妊娠満22週〜出生後満7日未満をいいます。日本の周産期死亡率は1980年には20.2でしたが，2022年には3.3まで低下し，世界で最も低いといわれています。周産期死亡率は，子どもだけでなく，母体の健康状態も反映するので母子保健のレベルを測る指標として用いられています。

図表Ⅰ-1-3　諸外国の周産期死亡率比較
(国際比較のため28週以降の死産＋早期新生児死亡で計算)

国名	周産期死亡率	妊娠22週以降死産比	早期新生児死亡率
日　本	**3.3 (2022)**	**2.7**	**0.6**
カナダ	5.8 (2018)	2.8	3.0
アメリカ合衆国	6.0 (2015)	2.9	3.2
デンマーク	5.8 (2018)	3.3	2.5
フランス	11.8 (2010)	10.2	1.6
ドイツ	5.6 (2018)	3.8	1.8
ハンガリー	5.7 (2018)	4.1	1.6
イタリア	3.8 (2013)	2.5	1.4
オランダ	4.9 (2018)	3.0	1.9
スペイン	4.3 (2015)	3.1	1.2
スウェーデン	4.7 (2018)	3.8	0.9
イギリス	6.2 (2018)	4.0	2.2
オーストラリア	3.0 (2018)	1.1	1.8
ニュージーランド	4.5 (2020)	2.2	2.4

● 乳児死亡

乳児死亡率・新生児死亡率・早期新生児死亡率 ＝ $\left(\dfrac{\text{乳児・新生児・早期新生児死亡数}}{\text{出生数}}\right)$ ×1,000

乳児死亡とは生後1年未満の死亡，新生児死亡とは生後4週（28日）未満の死亡，早期新生児死亡とは生後1週（7日）未満の死亡をいう。

　乳児の生存は，母体の健康状態，養育条件，衛生環境などの影響を強く受けるので，乳児死亡率はその地域の衛生状態，経済状況や教育レベルを含めた社会状態を反映する指標の一つとも考えられています。日本は，乳児死亡率の低さは欧米諸国と比較しても低率です。しかし幼児の死亡率は，男女ともに欧米諸国の中で比較的高いです。

　乳児死亡の原因で最も多いのは，先天奇形，変形及び染色体異常となっており，次いで周産期に特異的な呼吸障害及び心血管障害，不慮の事故，乳幼児突然死症候群の順となっています。

図表 I-1-4　乳児死亡数および乳児死亡率の年次推移—1950〜2022年（昭和25〜令和4年）—

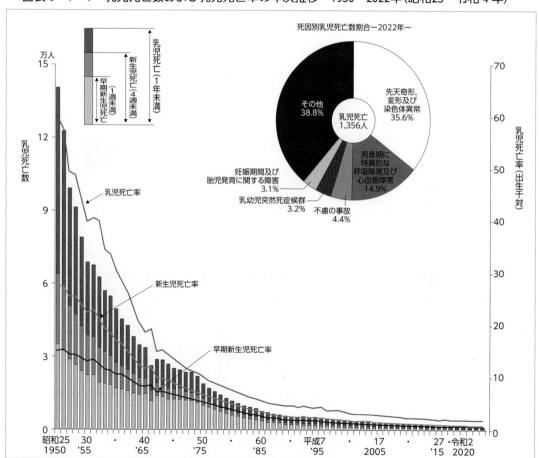

（厚生労働省：令和4年　人口動態統計. 2023より引用）

〈子どもの死亡原因〉

　死亡原因は年齢によって異なっています。低年齢では，先天的な要因が大きいですが，大人になるにつれ，不慮の事故や自殺などになります。

　不慮の事故は，子どもの死因の上位となっています。その内容をみると，乳児では窒息が最も高く，5〜24歳までは交通事故が最も多くなっています。

図表 I-1-5　年齢階級別の死因順位 (2022年)

	1位	2位	3位
乳　児(0歳)	先天奇形，変形及び染色体異常	周産期に特異的な呼吸障害及び心血管障害	不慮の事故
幼　児(1〜4歳)	先天奇形，変形及び染色体異常	不慮の事故	悪性新生物(腫瘍)
学　童(5〜14歳)	悪性新生物(腫瘍)	自殺	不慮の事故
青少年(15〜29歳)	自殺	不慮の事故	悪性新生物(腫瘍)

図表 I-1-6　年齢階級別にみた不慮の事故による死亡の状況 (2022年)

	1位	2位	3位
乳　児(0歳)	窒息	交通事故	その他
幼　児(1〜4歳)	窒息	交通事故	その他
学　童(5〜14歳)	交通事故	溺死および溺水	窒息
青少年(15〜24歳)	交通事故	溺死および溺水	転倒・転落

乳幼児突然死症候群 (Sudden Infant Death Syndrome：SIDS シッズ)

　厚生労働省のガイドラインによると，SIDS の定義は，「それまでの健康状態および既往歴からその死亡が予測できず，しかも死亡状況調査および解剖検査によってもその原因が同定されない，原則として1歳未満の児に突然の死をもたらした症候群」となっています。つまり，それまで元気で何の予兆もなかった乳児が突然死亡状態で発見されることをいいます。2022年度には44名の乳児がSIDS で亡くなっており，乳児期の死亡原因としては第4位となっています。SIDS の予防方法は確立していませんが，3つのポイントを守ることにより，SIDS の発症率が低くなるというデータがあります。

- ● 1歳になるまでは，寝かせる時はあおむけに寝かせましょう
- ● できるだけ母乳で育てましょう
- ● タバコをやめましょう

〈低出生体重児〉

低出生体重児とは，出生時の体重が2,500g未満の子どもを指します。その中でも1,500g未満を極低出生体重児，1,000g未満を超低出生体重児といいます。子どもが低出生体重で生まれてしまう原因として，高齢出産の増加，女性のやせ（ダイエット），喫煙や飲酒などがあるといわれています。厚生労働省による2022年の調査結果では，体重の平均値は，男子で3.05kg，女子で2.96kgでした。この20年で出生数は横ばいか減少となっていますが，低出生体重児の割合は増加しています。日本は，主な先進国の中でも，低出生体重児の割合が高い状況にあります。

低出生体重児の割合を母親の年齢階級別にみた2021年，2022年の調査結果はともに，10代と40歳以上に多いU字カーブとなっています。母胎のコンディションに出生体重が関係している可能性があります。低出生体重児，特に極低出生体重児は，脳性麻痺などの運動障害や知的障害などの合併症の頻度が高いといわれています。また，明らかな障害のない子どもであっても，運動発達や言葉の発達が遅く，あとから追いついてくる場合もあり，その発達過程には個人差が大きいです。

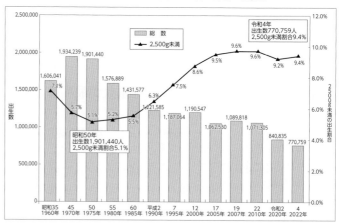

図表Ⅰ-1-7　低出生体重児の割合

（厚生労働省：令和4年　人口動態統計. 2023より引用）

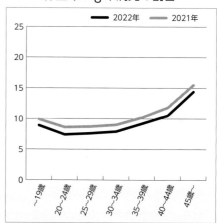

図表Ⅰ-1-8　母親の年齢階級別出生体重2,500g未満児の割合

（厚生労働省：令和4年　人口動態統計. 2023より引用）

③ 子どもを取り巻く環境

〈少子社会〉

出生の動向については，5ページで解説しましたが，合計特殊出生率は低い数値のまま推移しており，出生数は減少の一途をたどっています。2023年に推計した将来的な人口によると，2060年には9,614万人と1億人を下回り，2070年には8,699万人と現在の7割程度になると予想されています。

〈わが国と世界の人口の動き〉

　日本は人口減少へと向かっていますが，地球規模でみると，人口は増加の一途をたどっています。国連の推計によると，2050年には世界人口は97億人に達すると予想されており，とりわけ発展途上の人口増加が激しいといわれています。世界では1年に1億4千万人が生まれ，6千万人が亡くなっています。発展途上国では，若い年齢層の人口が高く，主要先進国では，老年人口の割合が高くなっています。日本の老年人口指数は48.8%と世界トップレベルです。先進国ではすでに高齢化が進行していますが，現在は人口増大している発展途上地域においてもいずれ急速に高齢化が進むと考えられています。

〈少子社会と育児〉

　なぜ少子化が進んだのでしょうか。まず，その原因の一つに結婚する人の減少と晩婚化が挙げられます。婚姻件数は2022年のデータで，50.4万件で，戦後最小となっています。全婚姻件数に占める再婚件数の割合は1970年代以降増大傾向にあり，2022年の再婚件数は12.7万件と，婚姻の約4件に1件が再婚となっています。

図表 I-1-9　婚姻件数および婚姻率の年次推移―1947～2022年―

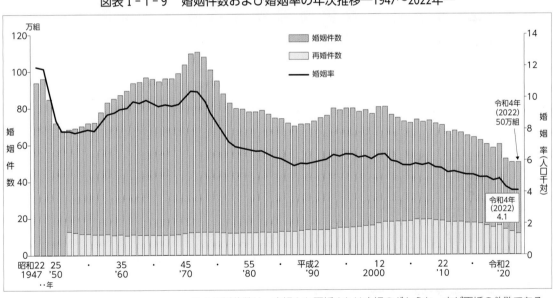

注：再婚件数は，夫婦とも再婚または夫婦のどちらか一方が再婚の件数である。
（厚生労働省：令和4年　人口動態統計．2023より引用）

　結婚するカップルの数が減っていて，結婚しない人の割合が増えています。2020年は，30～34歳では，男性はおよそ2人に1人（51.8%），女性はおよそ3人に1人（38.5%）が未婚であり，35～39歳では，男性はおよそ3人に1人（38.5%），女性はおよそ4人に1人（26.2%）が未婚となっています。ヨーロッパ諸国では，結婚という形をとらずに事実

図表 I‑1‑10　日本人の未婚率

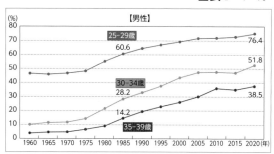
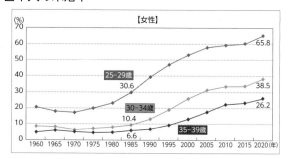

注：1960〜1970年は沖縄県を含まない。
（総務省：令和2年 国勢調査より引用）

図表 I‑1‑11　平均初婚年齢と母親の平均出生時年齢の年次推移

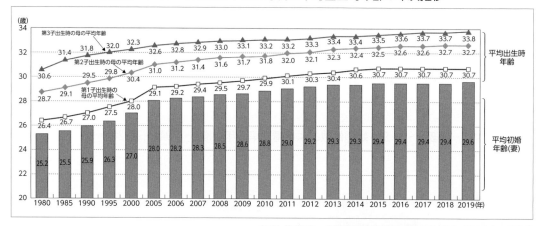

（厚生労働省：令和3年度 出生に関する統計. 2022より引用）

婚で生活しているカップルも多くいますが，日本では，結婚という形式をとるのが一般的ですので，これらのデータからみても，結婚するカップルの数が少なくなっているといえます。

　また，初婚年齢も上がっており，それに伴い出産時の年齢も上がっています。

　つまり，結婚するカップルが減っていること，出産時の年齢も上がっていることから，子どもの数が減っていると考えられます（**図表 I‑1‑11**）。また，共働き世帯が増加しており，女性が働いていることも少子化の影響の一つと考えられています。

　日本の女性の労働人口は，子どもを出産し，育児している年齢層の部分（20代後半〜30代）がガクンと減り，M字カーブを描いています。1970年代のデータでは，もっときれいなM字カーブを描いていましたが，近年のデータでは，**図表 I‑1‑12**にあるようにM字の底の部分が徐々に上がってきており，女性が出産し，育児している年齢層でも仕事を続けていることがわかります。また，**図表 I‑1‑13**のデータでは，共働き世帯が専業主婦世帯を超え，増え続けていることがわかります。

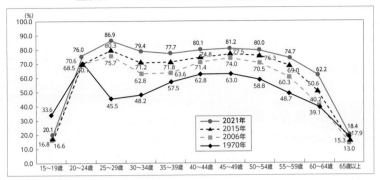

図表Ⅰ-1-12　女性の年齢階級別労働力率

(総務省：労働力調査(1970, 2006, 2015, 2021年)より引用)

図表Ⅰ-1-13　専業主婦世帯と共働き世帯の推移

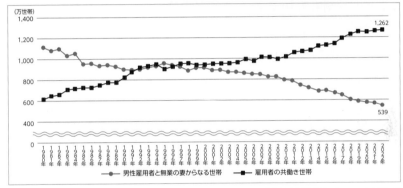

注：1)「男性雇用者と無業の妻からなる世帯」とは，夫が非農林業雇用者で，妻が非就業者(非労働力人口および完全失業者)の世帯。
　　2)「雇用者の共働き世帯」とは，夫婦ともに非農林業雇用者の世帯。
　　3) 2011年は，東日本大震災の影響により，全国の調査結果が公表されていないため，掲載をしていない。
　　4)「労働力調査特別調査」と「労働力調査(詳細集計)」とでは，調査方法，調査月などが相違することから，時系列比較には注意を要する。
(1980～2001年は総務省：労働力調査特別調査，2002年以降は総務省：労働力調査(詳細集計)(年平均)を参照して作成)

　つまり，現在では，子ども生む世帯の数自体が少なく，子どもをもつ母親や父親の年齢が高くなっており，共働き世帯が多いというのが現状です。

●育児不安の増大

　核家族化の中で育った今の親世代は，子どもと接する機会がほとんどない環境で育っています。わが子で初めて乳幼児に接する親も少なくありません。核家族化のため，育児にかかわる家族も少なく，また，慣れない乳幼児の世話，さらに共働きという状況が重なり育児不安を招きます。特に日本では，家事や育児は女性の仕事というジェンダー意識が強いといわれています。男女の家事関連時間の推移をみてみましょう（**図表Ⅰ-1-14**）。

　共働き世帯が急速に増えている中，女性の家事時間の減少はほんのわずか，男性との差

は歴然です。すなわち，母親にかかる負担は大きく，母親の疲れは，育児不安を増大させ，ひいては虐待の原因にもなる可能性があります。

保育施設は，乳幼児の保育と保護者の就労支援という役割を担っています。また，地域もさまざまな子育て支援のプログラムを実施

図表 I -1 -14　男女別家事関連時間の推移(1986〜2021年)

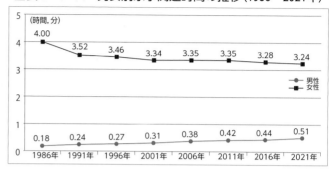

(総務省：令和3年 社会生活基本調査. 2022より引用)

しています。このような現代の子育て期家族に対して，育児に関する相談に応じたり，アドバイスするなどの役割も大切です。

〈保育所，幼稚園，認定こども園〉

乳幼児期の生活の場として，保育所，幼稚園，認定こども園などがあります。

	保育所	幼稚園
管轄	厚生労働省	文部科学省
教育・保育の基準	保育所保育指針	幼稚園教育要領
目的	日々保護者の委託を受けて，乳児または幼児を保育すること(児童福祉法)	幼児を保育し適当な環境を与えて，その心身の発達を助長する(学校教育法)
対象年齢	0歳から小学校入学前まで	3歳になった春から小学校入学前まで
標準的な保育時間	8時間	4時間
先生の免許	保育士資格証明書	幼稚園教諭免許状
保育料	自治体が家族の所得に応じて設定	私立は設置者が設定(固定) 公立は自治体が設定(固定)
給食	義務	任意

認定こども園とは，教育・保育を一体的に行う施設で，幼稚園と保育所の両方のよさを併せもっている施設です。以下の機能を備え，認可・認定の基準を満たす施設は，都道府県等から認可・認定を受けることができます。

①就学前の子どもを保護者が働いているいないにかかわらず受け入れて，教育および保育を一体的に行う機能

②子育て相談や親子の集いの場の提供など地域における子育て支援の機能

認定こども園には次ページの4つの種類があります。

認定こども園の類型

幼保連携型
幼稚園的機能と保育所的機能の両方の機能を併せもつ単一の施設として，認定こども園の機能を果たすタイプ。

幼稚園型
幼稚園が，保育を必要とする子どものための保育時間を確保するなど，保育所的な機能を備えて認定こども園の機能を果たすタイプ。

保育所型
認可保育所が，保育を必要とする子ども以外の子どもも受け入れるなど，幼稚園的な機能を備えることで認定こども園の機能を果たすタイプ。

地方裁量型
認可保育所以外の保育機能施設などが，保育を必要とする子ども以外の子どもも受け入れるなど，幼稚園的な機能を備えることで認定こども園の機能を果たすタイプ。

図表 I - 1 - 15　認定こども園の数

園数	内　訳			
	幼保連携型	幼稚園型	保育所型	地方裁量型
9,220 2021年（8,585）	6,475 （6,093）	1,307 （1,246）	1,354 （1,164）	84 （82）

＊カッコ内2021年の数（内閣府子ども・子育て本部調べ（2022年4月1日現在））

　2017年には，「保育所保育指針」「幼稚園教育要領」そして「幼保連携型認定こども園教育・保育要領」の3法令が改定されました。内容の変更に伴い，子どもたちが小学校就学前の姿を想定した「幼児期の終わりまでに育ってほしい姿」が示されました。

幼児期の終わりまでに育ってほしい姿

1．健康な心と体
2．自立心
3．協同性
4．道徳性・規範意識の芽生え
5．社会生活とのかかわり
6．思考力の芽生え
7．自然とのかかわり・生命尊重
8．数量や図形，標識や文字などへの関心・感覚
9．言葉による伝え合い
10．豊かな感性と表現

④ 地域社会と保育所

〈家族構成の変化〉

　家族の定義はさまざまあります。家族は，配偶者や血縁関係や姻戚関係にある人という定義もありますが，近年家族は多様化しており，血縁関係や姻戚関係だけでは家族の範囲を説明できません。家族とは，絆や情緒的な結びつきをもち，お互いが家族であると認識している人たちの集団というのが一般的な定義となります。

　日本の平均世帯人員は減少しています。2022年のデータでは，1家族あたり平均2.25人です（**図表Ⅰ-1-16**）。

図表Ⅰ-1-16　世帯数と平均世帯人員の年次推移

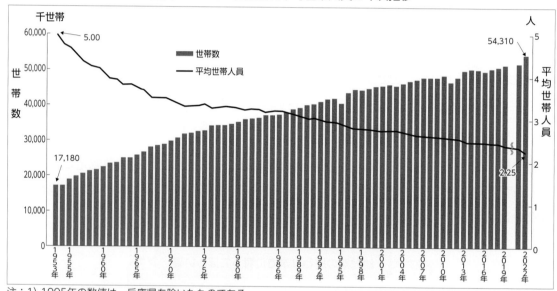

注：1）1995年の数値は，兵庫県を除いたものである。
　　2）2011年の数値は，岩手県，宮城県および福島県を除いたものである。
　　3）2012年の数値は，福島県を除いたものである。
　　4）2016年の数値は，熊本県を除いたものである。
　　5）2020年は，調査を実施していない。

（厚生労働省：2022年 国民生活基礎調査. 2023より引用）

　家族の構成をみると，単独世帯と核家族世帯がほとんどを占めています。三世代家族はわずか3.8％で減少傾向です。夫婦と未婚の子のみの世帯は減少傾向にありますが，ひとり親と未婚の子のみの世帯は増加傾向にあります。つまり，おじいちゃん，おばあちゃんと一緒に住んでいる子どもたちは減少していることがわかります（**図表Ⅰ-1-17**）。

　児童のいる世帯は，減少傾向にあり，2022年には全体で18.3％となっています（**図表Ⅰ-1-18**）。

図表 I-1-17　家族構成の変化

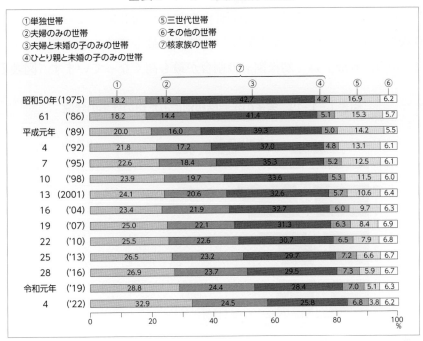

①単独世帯　　　　　　　　　　⑤三世代世帯
②夫婦のみの世帯　　　　　　　⑥その他の世帯
③夫婦と未婚の子のみの世帯　　⑦核家族の世帯
④ひとり親と未婚の子のみの世帯

	①	②	③	④	⑤	⑥
昭和50年(1975)	18.2	11.8	42.7	4.2	16.9	6.2
61　　('86)	18.2	14.4	41.4	5.1	15.3	5.7
平成元年　('89)	20.0	16.0	39.3	5.0	14.2	5.5
4　　('92)	21.8	17.2	37.0	4.8	13.1	6.1
7　　('95)	22.6	18.4	35.3	5.2	12.5	6.1
10　　('98)	23.9	19.7	33.6	5.3	11.5	6.0
13　(2001)	24.1	20.6	32.6	5.7	10.6	6.4
16　　('04)	23.4	21.9	32.7	6.0	9.7	6.3
19　　('07)	25.0	22.1	31.3	6.3	8.4	6.9
22　　('10)	25.5	22.6	30.7	6.5	7.9	6.8
25　　('13)	26.5	23.2	29.7	7.2	6.6	6.7
28　　('16)	26.9	23.7	29.5	7.3	5.9	6.7
令和元年　('19)	28.8	24.4	28.4	7.0	5.1	6.3
4　　('22)	32.9	24.5	25.8	6.8	3.8	6.2

（厚生労働省：2022年 国民生活基礎調査. 2023より引用）

図表 I-1-18　児童有(児童数)無の年次推移

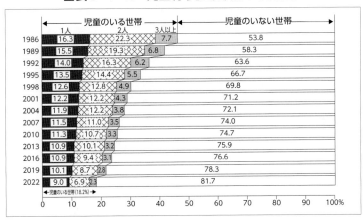

	1人	2人	3人以上	児童のいない世帯
1986	16.3	22.3	7.7	53.8
1989	15.5	19.3	6.8	58.3
1992	14.0	16.3	6.2	63.6
1995	13.5	14.4	5.5	66.7
1998	12.6	12.8	4.9	69.8
2001	12.2	12.2	4.3	71.2
2004	11.9	12.2	3.8	72.1
2007	11.5	11.0	3.5	74.0
2010	11.3	10.7	3.3	74.7
2013	10.9	10.1	3.2	75.9
2016	10.9	9.4	3.1	76.6
2019	10.1	8.7	2.8	78.3
2022	9.0	6.9	2.3	81.7

児童のいる世帯 (18.2%)

注：1) 1995年の数値は，兵庫県を除いたものである。
　　2) 2016年の数値は，熊本県を除いたものである。
（厚生労働省：2022年 国民生活基礎調査. 2023より引用）

　児童のいる世帯における母の仕事の有無をみると，「仕事あり」は75.7%となっています。末子の年齢階級別にみると，末子の年齢が高くなるにしたがって「非正規の職員・従業員」の母の割合が高くなる傾向にあります（**図表 I-1-19**）。

　末子の乳幼児について，日中における保育の状況を末子の年齢別にみると，仕事ありの母は，「0歳」では「父母」の割合が7割（72.3%）で最も高くなっており，「1歳」から「3

歳」では「認可保育所」の割合が約6割となっています。また，「4歳」から「6歳」では「認可保育所」の割合が約5割，「幼稚園」の割合が約3割となっています。仕事なしの母は，「0歳」から「2歳」では「父母」の割合が最も高く，約8割となっています。また，「3歳」から「6歳」は「幼稚園」の割合が最も高くなっています（**図表Ⅰ-1-20**）。

図表Ⅰ-1-19　末子の年齢階級別にみた母の仕事の状況

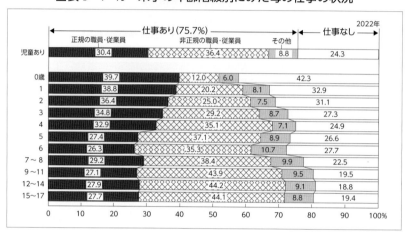

注：1）「仕事の有無不詳」を含まない。
　　2）「その他」には，会社・団体等の役員，自営業主，家族従業者，内職，その他，勤めか自営か不詳および勤め先での 呼称不詳を含む。
（厚生労働省：2022年 国民生活基礎調査. 2023より引用）

図表Ⅰ-1-20　母の仕事の有無・末子の乳幼児の年齢別にみた日中の保育の状況（複数回答）

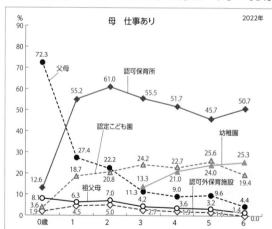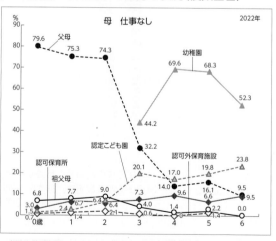

（厚生労働省：2022年 国民生活基礎調査. 2023より引用）

〈児童虐待の現状〉

児童虐待は，4つの種類があります。

●身体的虐待

殴る，蹴る，投げ落とす，激しく揺さぶる，やけどを負わせる，溺れさせる，首を絞

める，縄などにより一室に拘束する，など身体に傷がつくような行為。

● **性的虐待**

　子どもへの性的行為，性的行為を見せる，性器を触るまたは触らせる，ポルノグラフィの被写体にする，など性的な問題行動を含む行為。

● **ネグレクト**

　家に閉じ込める，食事を与えない，ひどく不潔にする，自動車の中に放置する，重い病気になっても病院に連れて行かない，など子育てを放棄するような行為。

● **心理的虐待**

　言葉による脅し，無視，きょうだい間での差別的扱い，子どもの目の前で家族に対して暴力をふるう（ドメスティック・バイオレンス：DV）など，心を傷つけるような行為。

　児童虐待相談件数は年々増加しており，2022年度中に，全国の児童相談所が児童虐待相談として対応した件数は219,170件（速報値）で，これまでで最多の件数となっています。件数が増加した要因として，こども家庭庁は，①心理的虐待にかかわる相談対応件数の増加，②警察などからの通告の増加，③関係機関の児童虐待防止に対する意識や感度が高まり，関係機関からの通告が増加の3点を挙げています。

図表Ⅰ-1-21　児童相談所での児童虐待相談対応件数とその推移

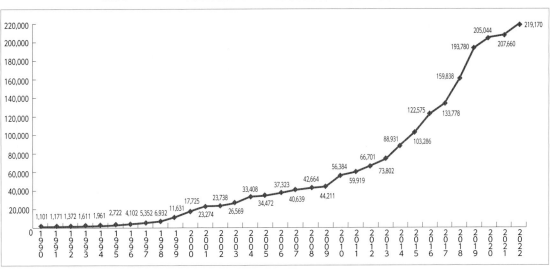

※2010年度は，東日本大震災の影響により，福島県を除いて集計した数値
（厚生労働省調査より引用）

　2022年度の児童虐待の内訳は，種類別では心理的虐待が多く，次いで身体的虐待となり，2021年と比較し，2022年においても心理的虐待が増加しています。虐待者別でみると，実母が最も多く，約半数を占めます。次いで，実父となります。

種類別

心理的虐待が59.1％で最も多く，次いで身体的虐待が23.6％となっている。

身体的虐待	ネグレクト	性的虐待	心理的虐待	総　数
51,679（23.6％）	35,556（16.2％）	2,451（1.1％）	129,484（59.1％）	219,170（100.0％）

虐待者別

実母が47.5％と最も多く，次いで実父が41.5％となっている。※その他には祖父母，伯父伯母等が含まれる。

実父	実父以外の父	実母	実母以外の母	その他	総　数
86,144（41.5％）	11,182（5.4％）	98,540（47.5％）	969（0.5％）	10,825（5.2％）	207,660（100.0％）

虐待を受けた子どもの年齢構成別

小学生が34.2％と最も多く，次いで3歳～学齢前児童が25.7％，0～3歳未満が19.3％である。
なお，小学校入学前の子どもの合計は，45.0％となっており，高い割合を占めている。

0～3歳未満	3歳～学齢前	小学生	中学生	高校生	総　数
39,658（19.3％）	52,601（25.7％）	70,111（34.2％）	28,071（13.7％）	14,603（7.1％）	205,044（100.0％）

　　虐待を受けた子どもの年齢は，小学生が最も多く，次いで３歳～学齢前となっています。

　　虐待の要因はさまざまありますが，虐待に至る前に，「気になる」レベルで適切な支援が必要です。それには，育児の孤立化や育児不安を防止することが必要となります。また，虐待が深刻化する前の早期発見，早期対応も大切です。

📞 相談窓口 （児童相談所全国共通ダイヤル「189（いちはやく）」）

　　児童相談所全国共通ダイヤル「189（いちはやく）」へかけると，地域の児童相談所につながります。相談に関する秘密は守られます。

参考文献

・日本 WHO 協会：健康の定義について．
　（https://japan-who.or.jp/about/who-what/identification-health/）
・国立環境研究所：環境疫学を知ろう！１環境疫学とは．環境儀54，2014.
　（https://www.nies.go.jp/kanko/kankyogi/54/column1.html）
・金谷久美子，浜崎　景，足立雄一，他：黄砂・PM2.5の健康乳幼児の目・鼻・呼吸器症状への影響—エコチル追加調査『黄砂と子どもの健康調査（パート２）』より．大気環境学会年会講演要旨集58回，p.427-427，2017.
・和田　浩：貧困が子どもの健康に及ぼす影響—私たちには何ができるか．日本小児科医会会報54：63-66，2017.
・環境省：エコチル調査．（https://www.env.go.jp/chemi/ceh/）
・中村　肇 監修：子育て支援のための子ども保健学．日本小児医事出版社，2012.
・厚生労働省：乳幼児突然死症候群（SIDS）について．
　（https://www.mhlw.go.jp/bunya/kodomo/sids.html）
・厚生労働統計協会：国民衛生の動向2023/2024年（第70巻第９号）．2023.

第2章　子どもの発育と発達

1 身体の発育

　子どもの特徴は，成長，発達をしていることであり，この点が成人と大きく異なる点です。成長（Growth）とは，身長や体重のような形態的あるいは量的な変化のことをいい，発達（Development）とは，各臓器や器官の機能的な変化のことをいいます。

　そして，発育は成長と発達の両者を含めた意味で用いられます。しかし乳幼児では成長と同じ意味で，"身体的発育"という表現がなされています。

〈発育期の区分〉

　小児の発育期の区分は以下のように分類されます。

胎 児 期：受精〜出生まで。

新生児期：出生後28日まで。さらに生後7日までを早期新生児期と区別することがあります。

乳 児 期：出生〜満1歳まで。

幼 児 期：満1〜満6歳まで（6歳未満）。

学 童 期：満6〜12歳まで。小学校在学期間に相当します。

思 春 期：二次性徴の始まりから完了まで。二次性徴とは，性器の発育，乳房の発育，月経の開始などが現れることをいいます。通常，男子では12歳頃から，女子では10歳頃から始まります。

〈発育の原則〉

　発育の5原則：乳幼児の発育（成長・発達）には生物学の一般法則があてはまり，5つの原則があります。それは，①順序性，②方向性，③速度の多様性，④感受期（臨界期），⑤相互作用の5つです。この原則は発育を考える際には重要です。

順序性：発育は一定の順序で進みます。具体的には，乳幼児の運動機能についてみると，

　・首がすわる（定頸）→ 寝返り → 一人で座る（独座）→ つかまり立ち → 一人で歩く（独歩）

　・注視 → 手で遊ぶ → おもちゃで遊ぶ → 人と遊ぶ

という順序がみられます。首がすわる前にお座りをしたりというように，先に飛ばしたりするようなことはありません。

方向性：発育は一定の方向性で進みます。

　・頭尾方向…「目を動かす→腕や手を動かす→足を使う」のように頭に近い部分から

身体の下部の方向に向かって発育する。

・近遠方向（体の中枢から末梢へ）…上肢の運動は指先の動きよりも早く発達する。

・粗大運動から微細運動の方向…全身的な大きな動きから，目的に合った細かく正確な動きへと発達する。

・個別化の方向…発育が進むほど，個人の違いが大きくなる。

　速度の多様性：発育は受精卵からずっと続いていく連続的な出来事ですが，決まった速度で進行しているのではありません。年齢や身体の各部分によっても異なります。具体的には，身長の成長する速度については，胎児期の終わり頃と，思春期が最も早くなっています。出生以後の3歳までは速度が速く，その後しばらくは同じ速度で進みますが，思春期になると再び加速して身長が伸び，思春期を過ぎると減速して20歳を過ぎるとほとんど伸びず，最終の身長に達します。成人すればそれ以降，身長は伸びることはありません。

　また，身長の増加スピードは季節によっても依存していて，春から夏にかけては身長の伸びは活発で，体重はあまり変化しませんが，秋から初冬にかけては体重が活発に増加します。また，性によっても異なっており，このように速度の多様性についてはさまざまな要因によって異なってきます。

　スキャモンの発育曲線（Scammonの発育曲線）図表I-2-1にもみられるように，身体の臓器によっても成長速度の多様性が認められています。成長・体重などは一般型ですが，神経系やリンパ系，生殖器系の成長曲線をみると明らかに速度の多様性がみられます。

リンパ系の成長は特殊で，思春期の12歳前後には成人の倍近い大きさになり，その後どんどん小さくなって成人の大きさに戻っていきます。これは生体の防衛システムの最前線に位置するリンパ組織が思春期までに病原微生物と戦う力を免疫学的な記憶によって学んでいくためです。成人以降はリンパ組織が小さくても十分その機能は果たせるようになっています。

図表I-2-1　スキャモンの臓器別発育曲線

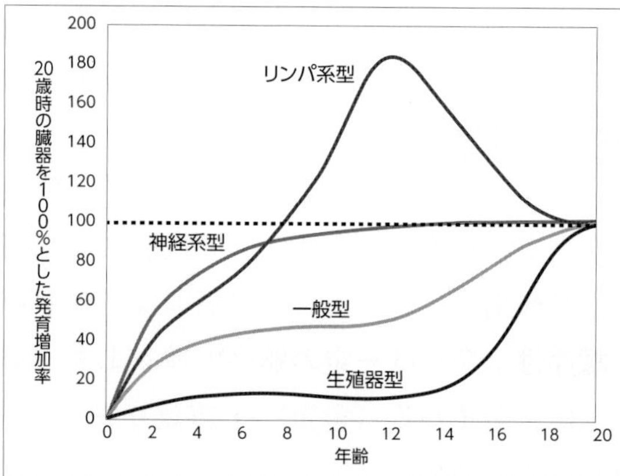

　臨界期（感受期）の存在：器官や機能の発達過程では決定的な時期が存在し，この時期を「感受期」といいます。この時期に正常な発達が妨げられる状況におかれると，永続的な欠陥や機能障害を残す場合があります。

　相互作用：「発育」は，細胞，組織，器官，個体レベルでそれぞれ影響を及ぼし合いながら，身体全体が環境と相互作用し合いながら進んでいきます。

　子どもが環境から刺激を受ける受動的な立場と，子ども自身が環境に主体的に働きかける能動的な立場があります。しかし受動的，能動的な立場は同時進行であるので相互作用といえるのです。細胞や臓器のレベルでは，ホルモンや生化学的・生理学的な作用との相互作用も関係してきます。環境については，社会や人的・文化的環境が相互に絡み合って環境それ自体も変化していきます。すべてが相互に作用して時間の経過とともに変化してくるのです。

〈体　型〉

　体型は小児期に大きく変化します。出生時は，頭と体幹の割合が大きく，頭部の長さ（頭長）と身長の比はおよそ1：4ですが，年齢とともに四肢の長さが伸び，成人では頭長と身長の比がおよそ1：7.5〜8となります（**図表 I - 2 - 2**）。

図表 I - 2 - 2　年齢ごとの体型の変化

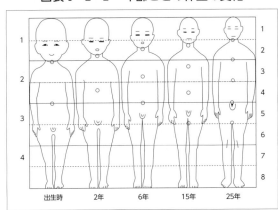

（中村　肇　監修：小児保健学. 日本小児医事出版社，2003より引用）

● **体　重**

　出生時の体重は約3kgですが，4か月時に出生体重の約2倍，1歳時には約9kg（出生時の3倍），4歳時には約15kg（出生時の5倍）となります。幼児期は1.5kg/年，学童期には2〜3kg/年の増加を認めます。二次性徴を迎えると年間5〜6kg増加し，年間増加量がピークとなります。

● **身　長**

　出生時の身長は約50cmですが，1歳時には，約75cm（出生時の1.5倍），4歳時には約100cm（出生時の2倍）へと成長します。4歳以降は約5〜6cm/年の安定した伸びがみられます。二次性徴を迎え思春期となると年間8〜10cmも伸びて，成人の身長に近づきます（**図表 I - 2 - 3**）。

図表Ⅰ-2-3　標準身長・体重曲線

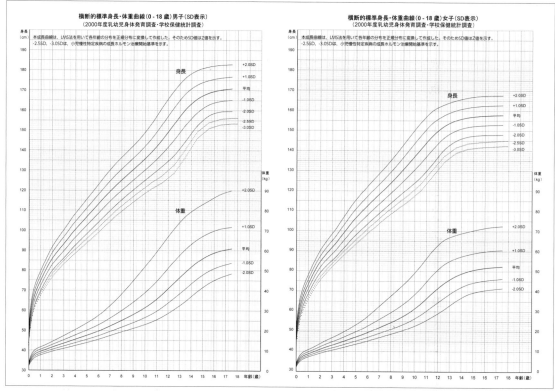

（著作権：一般社団法人 日本小児内分泌学会，著者：加藤則子，磯島　豪，村田光範 他：Clin Pediatr Endocrinol 25：71-76, 2016）

● 頭　囲

　　出生時の頭囲は約33cmで，頭囲が胸囲を上回っています。1歳で頭囲と胸囲がほぼ等しく約45cmとなり，2歳以降は胸囲のほうが頭囲よりも大きくなります。

● 頭　蓋

　　新生児は頭蓋骨の縫合が完成しておらず，頭頂部の前後2か所に軟らかい部分を触れます。前頭骨と頭頂骨で囲まれた部分を大泉門といい，1歳半頃までに閉鎖します。一方，頭頂骨と後頭骨で囲まれた部分を小泉門とい

図表Ⅰ-2-4　頭蓋縫合と大泉門，小泉門

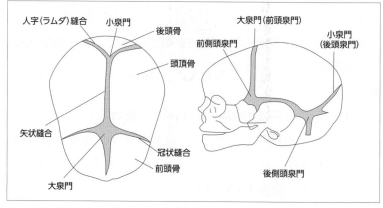

（加藤裕久 主編集：ベッドサイドの小児の診かた 第2版. p.121, 南山堂, 2001より引用）

い，こちらは生後6週頃に閉鎖します。大泉門は，髄膜炎や脳炎など脳圧が高くなると膨隆し，脱水症などでは陥凹します（**図表Ⅰ-2-4**）。

2 子どもの発達

〈運動機能の発達〉

運動機能は，粗大運動機能と微細運動機能に大別されます。粗大運動機能とは，首がすわる，お座り，つかまり立ち，つたい歩き，歩行，走る，片足立ち，スキップなど全身を使った運動機能の発達を指し，微細運動機能とは，物のつかみ方，スプーン・フォークで食べる，鉛筆の持ち方，丸や三角を書くなど，手先を使った細かい運動を指します。子どもの運動機能と精神機能の発達は相互に深く関連しています。

●粗大運動機能の発達（図表Ⅰ-2-5）

＜1〜2か月＞

あおむけの姿勢では，首を一方に向けていると，首の向いた側の手足を伸ばし，反対側の手足を曲げる，フェンシングの構えのような姿勢（非対称性緊張性頸反射）をとっています。

うつぶせの姿勢では，頭をしっかり上げることはできません。

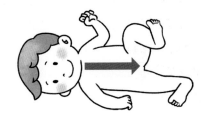

2〜3か月
（非対称性緊張性頸反射）

＜3〜4か月＞

3〜4か月になると，首がすわります。

あおむけの姿勢では，頭を左右に回旋させて周りを見回すようになります。4か月になると両手を顔の前に持ってきて遊んだりすることができるようになります。

うつぶせの姿勢では，両肘で体重を支えて頸部を持ち上げることができるようになります。

＜6〜7か月＞

あおむけの姿勢で，手で足先をつかんだり，足を口まで持ってきてなめたりできるようになり，寝返りもできるようになります。6か月児は，背中を丸くして両手をついた姿勢で座りますが，7か月になると，手をつかずに背中を伸ばして座ることができるようになります。

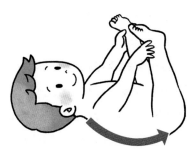

6か月

図表 I-2-5　乳幼児の運動発達のめやす

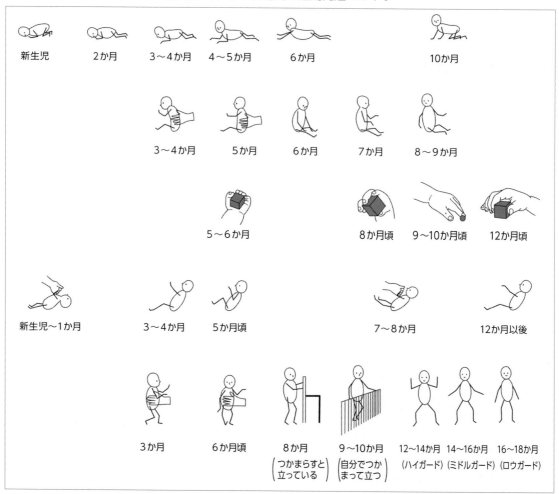

(前川喜平：写真でみる乳児健診の神経学的チェック法 改訂2版. p.6, 南山堂, 1983より引用)

＜8～10か月＞

　座位はより安定し，両手におもちゃを持って遊んだり，体をねじって横や後ろにある物をとることができるようになります。

　また，うつぶせで移動ができるようになってきます。初めは，腹部を床につけたままの姿勢（ずりばい）ですが，9～10か月になると四つ這いの姿勢（はいはい）で目的の場所に移動することができるようになります。10か月頃になると，つかまり立ちもできるようになります。

＜1歳～1歳6か月＞

　1歳頃には，自分で座位から立ち上がり，立位姿勢を保持できるようになっています。1歳で50%，1歳2か月で75%，1歳4か月で90%が歩き始めるようになります。歩行

開始すぐには両手を上げて（ハイガード）歩きますが，その後少しずつ手を下しても（ローガード）上手に歩くことができるようになります。1歳6か月になると，転ばずに歩き回ることができるようになります。

＜2歳＞

転ばずに小走りができ，どこかにつかまれば階段を1段ずつ昇降できるようになります。

＜3歳＞

ジャンプができ，低い階段であれば足を交互に出して登ることができるようになります。

＜4歳＞

片足でケンケンができるようになり，階段も大人と同じように足を交互に出して登り降りできるようになります。

＜5〜6歳＞

スキップやなわとび，ブランコをこぐなどの複雑な協調運動ができるようになります。

● 微細運動機能の発達

新生児では，手のひらを圧迫すると握りしめる把握反射がみられます。4か月になると両手を顔の前に持ってきて遊んだり，おもちゃを持たせるとしっかり手のひら全体で握り，眺めたり，なめたりして，遊ぶことができるようになります。6か月頃にはほしいおもちゃに自ら手を伸ばしてつかみ，反対の手に持ちかえることもできるようになります。9〜10か月には，物を両手でいじって遊んだり，拇指と他の指を向い合せて指の腹で挟んでつかむことができるようになります。11〜12か月には，拇指と他の指の指先で小さい物をつかんで持つことができるようになります。1歳6か月頃には，拇指と第2指でつまむこと，積み木を2〜3個積み重ねること，スプーンをまねして使おうとすること，クレヨンなどを握ってなぐり描きができるようになります。2歳ではこぼしながらも自分でスプーンでご飯を食べることができるようになります。3歳になると丸○が描けるようになり，4歳になると四角が描けるようにな

図表Ⅰ-2-6 つかみ方の発達

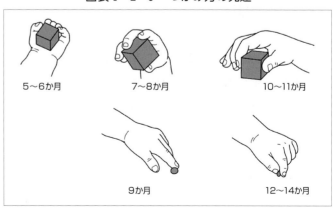

5〜6か月　7〜8か月　10〜11か月

9か月　12〜14か月

（前川喜平，小枝達也：写真でみる乳幼児健診の神経学的チェック法 改訂9版. p.121, 南山堂, 2017より引用）

ります。また細かい手の動きがコントロールできるようになり，大きなボタンをはめる，歯みがきの動作，箸の操作などが可能になってきます。5～6歳になると，衣服の脱衣，着衣がすべてできるようになります（**図表Ⅰ-2-6**）。

〈精神機能の発達〉

　生まれたばかりの新生児は，空腹やおむつが汚れているなど，"不快なこと"を感じた時に反射的に啼泣します。養育者が不快を示す啼泣に対応し，母乳やミルクを与えて空腹を解消する，おむつを交換して不快を取り除くことや，またしっかり視線を合わせたり，生理的な発声に応答したりすることにより，子どもと養育者との間に次第に愛着が形成されていきます。愛着が形成されることにより，安心感や基本的信頼など社会性を育むための基礎が築かれていきます。

＜1～2か月＞

　目の前30cmくらいの距離のもの，特に人の顔をじっと見たり，音や身近な人の声に反応したりします。また「アーアー」「ウーウー」など泣き声ではない生理的な発声もみられます。

＜3～4か月＞

　首がすわるようになると，自ら自由に視線を向けることができるようになり，180度追視できるようになります。見えない方から声をかけても振り向き，あやすと声を出して笑うようになります。また，おもちゃを持たせると少し持って遊ぶことができます。

＜6～7か月＞

　ほしいおもちゃに自ら手を伸ばしてつかみ，握って遊ぶようになります。また，養育者の応答を意識した「ダーダー」「バーバー」「ブー」などの多彩な発声がみられるようになり「イナイイナイバー」を喜んで遊びます。要求を声で示したり，ほしい物の方向に手を伸ばす「手さし」がみられることもあります。

＜8～10か月＞

　8か月になると，落とした物を探したり，物を持たせると落として喜んだりします。9か月になると，両手をパチパチして見せるとまねる「まね動作」ができるようになり，養育者の後を追い，姿が見えなくなると探す「後追い」行動もみられるようになります。名前を呼ぶと振り向くなど反応するようになります。

＜1歳～1歳6か月＞

　自分でコップを持って飲んだり，着衣や脱衣がわかり協力的な姿勢をとろうとするようになります。「ちょうだい」「すわって」などの簡単な指示に従うことができるようになり，意味のある単語（有意語）を数語話すようになります。有意語がみられていなくても，簡単な指示が理解できること，大人が指さした方向や物を見ること，絵本を見て

知っている物を指さししたり，ほしい物を泣かずに指さしで伝えたりする非言語的コミュニケーションが可能になってきているかどうかをみてみましょう。

＜2歳＞

積木をバナナにみたてて食べるまねをするといった "みたて遊び"（実物はないが，その物があるつもりになって遊ぶ）ができるようになります。「これ」「あっち」などの代名詞を使うようになり，「パパ，かいしゃ」などの2語文を話すようになります。また，二者択一で自分の気に入った物を選ぶという "自分で決める" ことができるようになります。

＜3歳＞

自分の名前と年齢が言えるようになり，3語文を話すようになります。"大きい・小さい" "長い・短い" などの抽象的な言葉もわかるようになります。ままごとなどのごっこ遊びができるようになります。友達と遊んだり，自他の物の区別ができるようになります。

＜4歳＞

幼稚園であったことなど過去の話ができるようになり，なぞなぞやしりとりができるようになります。積木でいろいろなものを作って遊んだりします。右と左，男の子と女の子の区別ができるようになります。

＜5～6歳＞

じゃんけんの勝負や，遊びの簡単なルールを理解し，数人のグループで遊ぶことができるようになります。あいさつをしたり，約束や決まりを守ったりすることができるようになります。また，童話のようなお話の筋がわかるようになります。日にちや曜日を理解できるようになり，数は10以上数えられるようになってきます。

子どもの発達を客観的に評価する方法として，複数の発達検査法があります。例えば，DENVER Ⅱ―デンバー発達判定法―（**図表Ⅰ-2-7**）のように，粗大運動，言語，微細運動・適応，個人・社会の4領域で評価でき，各チェック項目について到達レベルが明記されていることで，年齢別の発達がわかりやすいものを，スクリーニングとして活用してもよいでしょう。

図表 I - 2 - 7　DENVER II ―デンバー発達判定法―

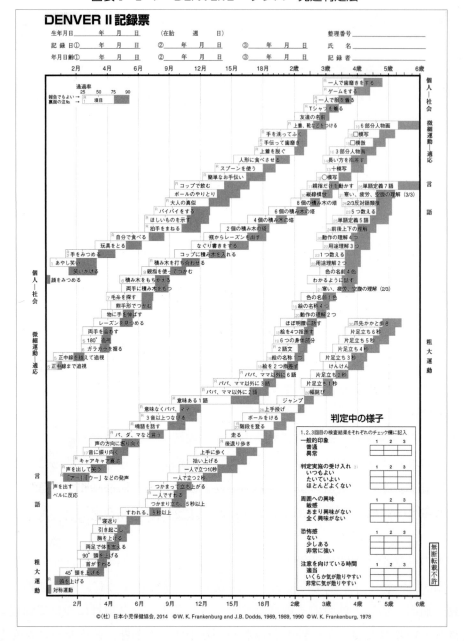

© (社) 日本小児保健協会, 2014　© W. K. Frankenburg and J.B. Dodds, 1969, 1989, 1990　© W. K. Frankenburg, 1978

〈感覚器の発達〉

● 視　覚

　生後2か月頃から"両眼で目標を注意して見ること（固視）"ができるようになり，"目標を目で追うこと（追視）"ができるようになってきます。1歳までに立体視（両眼で視る機能の発達による）が可能となり，目と手で物を探したり，他者のまねができるようになります。視力の大まかな目安としては，生後3か月で0.01〜0.02，6か月で0.04

〜0.08，1歳で0.2〜0.25，2歳で0.5〜0.6，3歳でほぼ1.0になります（**図表Ⅰ-2-8**）。
ランドルト環（**図表Ⅰ-2-9**）を用いた視力検査は3歳頃から可能となります。

　視野は生後6か月までに急速に拡大します。1歳頃には上方の視野がほぼ成人と同じになり，5歳で成人とほぼ同じ視野になるとされています。

図表Ⅰ-2-8　視力の発達

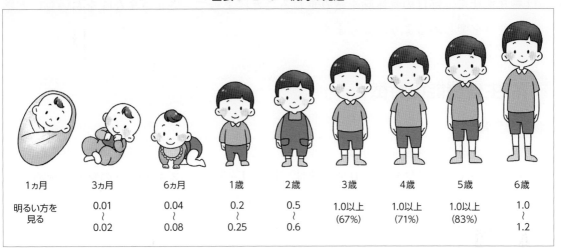

1ヵ月	3ヵ月	6ヵ月	1歳	2歳	3歳	4歳	5歳	6歳
明るい方を見る	0.01〜0.02	0.04〜0.08	0.2〜0.25	0.5〜0.6	1.0以上（67%）	1.0以上（71%）	1.0以上（83%）	1.0〜1.2

（日本眼科学会：園医のための眼科健診マニュアル. p. 3, 2019を参照して作成）

図表Ⅰ-2-9　ランドルト環

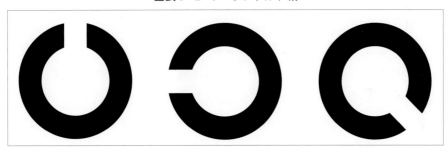

● **聴　覚**

　生後3か月頃までは，「大きな音に対して反射的に目を閉じる」など反射的な行動が主ですが，4〜6か月頃になると，身近な家族の声が聞き分けられるようになり，話しかけるとじっと顔を見るようになってきます。7〜8か月頃になると，名前を呼ばれると反応を見せるようになります。3歳くらいになると，成人と同じように音の大きさを感じることができるとされています。さらに音を認知する能力や識別する能力は15歳くらいまで発達を続けていると考えられています。

● 味　覚

　味覚は5つの基本味（基本五味：甘味，塩味，旨味，酸味，苦味）に分類できます。このうち酸味・苦味は出生時から成人並みの機能を備えているとされ，甘味・塩味・旨味について感じる機能は，出生時から徐々に変化し離乳時には完成していると考えられています。しかし，味覚を感じる機能が完成しても，「おいしく味わう能力」は十分ではありません。毎日の食体験を積み重ねることによって，さまざまな味をおいしいと感じて食事を楽しめるようになります。

3　生理機能の特徴

〈臓器の発育〉

　小児の各臓器の発育の進み方は，スキャモンによって，一般型・神経系型・生殖器型・リンパ系型の4つの型に分類されています（**図表I-2-1　スキャモンの臓器別発育曲線**p.22参照）。一般型は，肝・腎など一般の臓器の成長の進み方を示すもので，身長・体重の成長曲線と類似したカーブを描きます。神経系型では，脳重量などにみられるように，乳幼児期に急速に増加し，10歳くらいで成人に近いレベルになり，その後，大きな増加はみられなくなります。一方，睾丸・卵巣・子宮などの生殖器は思春期に急速に発育するという特徴があり，生殖器型とされます。末梢リンパ組織は学童期に発育が顕著であり，リンパ系型と分類されます。

　免疫についてみると，新生児では免疫系は未発達ですが，胎盤を通じて母親から免疫グロブリンIgGが移行しているため，血中IgG値は成人と同じレベルです。出生後，胎盤を通じたIgGの移行がなくなるとともに，血中IgG値は急激に低下し，生後3〜4か月で最低値となります。その後，免疫系の発達に伴い血中IgGレベルは徐々に増加し，10歳頃には成人と同じ値をとるようになります。その他，IgM，IgA，IgE，IgDなども生後3〜4か月頃から増加してきます（**図表I-2-10**）。したがって，乳幼児においては感染への抵抗力が弱くなっており，感染予防が重要となります。

図表I-2-10　免疫グロブリンの動き

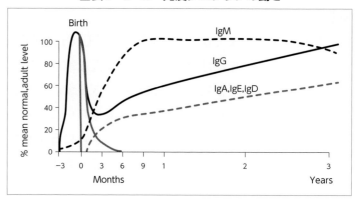

〈水分代謝〉

　体の中の水分は，細胞内液と細胞外液に分けられます。小児は，幼若なほど体構成成分の中で水分の占める割合が大きく，成人では全体水分量が体重の60％ですが，新生児では，80％も占めています（**図表Ⅰ-2-11**）。

図表Ⅰ-2-11　水分の占める割合

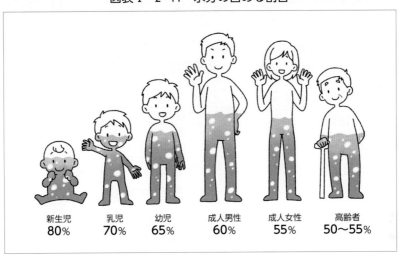

| | 新生児 80% | 乳児 70% | 幼児 65% | 成人男性 60% | 成人女性 55% | 高齢者 50〜55% |

　さらに，新生児では全体水分量のうち細胞外液量の占める割合が大きく，生後2か月頃に細胞外液と細胞内液の割合が等しくなります（**図表Ⅰ-2-12**）。このように水分の出入りに直接影響を受ける細胞外液量の割合が幼若なほど大きいことが，小児の体液分布の特徴となっています。そのため，脱水による体液の減少などの影響を受けやすく，夏季など不感蒸泄の多い時には，十分な水分補給が必要となります。

　新生児は，出生後数日間は哺乳量が少なく，一方では尿や胎便の排泄や皮膚・肺からの水分発散のため，生後3〜4日頃，出生体重の3〜10％の減少をきたします。これは，生理的体重減少と呼ばれ，生後7〜10日頃には出生体重に復帰します。

図表Ⅰ-2-12　体液分布

	新生児	乳児	幼児〜成人
全体水分量	80	70	60
細胞内液量	35	40	40
細胞外液量	45	30	20

（％）

〈呼　吸〉

　出生を契機として，肺での呼吸が開始されます。成熟新生児では，肺はガス交換機能を獲得し，また，中枢系での呼吸中枢の成熟と相まって，規則的な肺呼吸が確立されます。新生児の呼吸数は1分間に30〜55回と多いですが，成長とともに減少し，幼児で20〜30回／分，学童で14〜22回／分となり，思春期では12〜18回／分となります（**図表Ⅰ-2-13**）。こうした呼吸数の減少は，1回換気量の増加を伴っているためです。生後，肺が完全に発達し終わるまでには，肺重量および容積は20倍も大きくなります。

　乳児では，胸郭の前後径と左右径がほぼ等しく，円柱状で，肋骨は水平に走ります。起立歩行するようになると，次第に前後径より左右径が大きくなり，肋骨も後上方より前下方へと斜めに走るようになります（**図表Ⅰ-2-14**）。乳児期は腹式呼吸が主ですが，次第に胸腹式呼吸となります。胸郭の異常には，漏斗胸，鳩胸，扁平胸，くる病や心疾患に伴う胸郭変形などがあります。

　肺呼吸の開始と同時に，肺から末梢組織に酸素を運搬する赤血球のヘモグロビン成分に劇的変化を生じます。酸素結合能の高い胎児

図表Ⅰ-2-13

正常心拍数（回／分）

年　齢	覚醒時	睡眠時
新生児（＜28日）	100〜165	90〜160
乳児（1か月〜1歳）	100〜150	90〜160
1〜2歳	70〜110	80〜120
3〜5歳	65〜110	65〜100
学童（6〜11歳）	60〜95	58〜90
思春期（12〜15歳）	55〜85	50〜90

正常呼吸回数（回／分）

年　齢	呼吸回数
乳児（＜1歳）	30〜55
1〜2歳	20〜30
3〜5歳	20〜25
学童（6〜11歳）	14〜22
思春期（12〜15歳）	12〜18

正常血圧（mmHg）

年　齢	収縮期	拡張期
出生児（12時間）	60〜85	45〜55
新生児（96時間）	67〜84	35〜53
乳児（1か月〜1歳）	80〜100	55〜65
1〜2歳	90〜105	55〜70
3〜5歳	95〜107	60〜71
6〜9歳	95〜110	60〜73
10〜11歳	100〜119	65〜76
思春期（12〜15歳）	110〜124	70〜79

（Kliegman RM et al：Nelson Textbook of Pediatrics, 20th Edition. Elsevier, 2015. Weaver DJ Jr：Hypertension in Children and Adolescents. Pediatr Rev 38：369-382, 2017を参照して作成）

図表Ⅰ-2-14　胸部の模式図

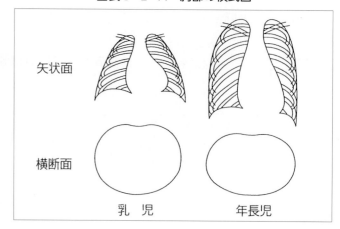

矢状面

横断面

乳　児　　　　　年長児

ヘモグロビン（HbF）から，高酸素分圧下で効率よく酸素を運ぶ成人ヘモグロビン（HbA）への置換です。この置換は生理的黄疸の原因となりますが，肺呼吸の有効な機能の発揮には必須です。

〈循　環〉

循環器は出生前より機能していますが，出生前の循環は，胎児循環といわれる特有の血行路をとっています。すなわち，胎盤で母体から酸素や栄養を得た血液は，臍静脈から肝臓内の静脈管を経由して下大静脈に流入します。下大静脈から右心房に入り，一部は卵円孔を経て左心房・左心室へと流れ，大動脈から末梢へ運ばれます。また，一部は肺動脈へ流れ，動脈管を通じ大動脈から末梢へ流れます。

胎児期には肺に多くの血流が行く必要がないため，卵円孔や動脈管により，血流の多くは肺をバイパスします。大動脈血流の一部は，臍動脈を通じ再び胎盤へ運ばれます。この胎児循環により，胎盤で母体より酸素や栄養を得た血液を効率よく分配しています。

出生後の呼吸開始とともに，肺への血流が増加し，生理学的短絡路である静脈管・卵円孔・動脈管のいずれもが閉鎖され，胎児循環から成人と同じ循環が確立します（**図表Ⅰ-2-15**）。

このため，胎児期では，右心系が優位で心室内圧も高くなっています。こうした胎児期の状況を反映して，心電図上では，新生児期に右室優位の型から成長とともに次第に左室優位へと変わっていきます。新生児では心拍数が90〜165回／分ですが，小児期において心拍数の減少があり，学童期では約58〜95回／分になります。逆に，血圧は6歳頃から上

図表Ⅰ-2-15　胎児循環から新生児循環への移行

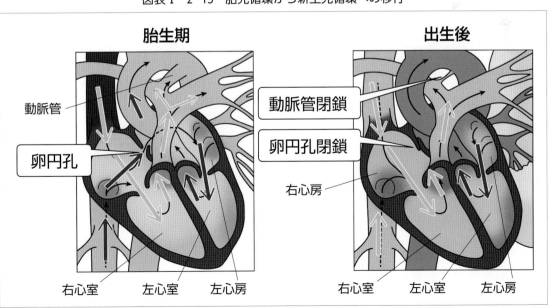

昇し，学童期の収縮期血圧は95〜119mmHg，拡張期血圧は60〜76mmHgです（**図表Ⅰ-2-13**）。

〈体　温〉

　体温は血流を介したり，皮膚・筋肉からの刺激が神経を介して，視床下部にある温熱中枢により制御されています。ヒトの深部体温は，外気温のかなり激しい変化を受けても一定に保たれています。また，日内変動もあり，早朝のほうが夕方より1℃くらい低くなることもあります。

　体温は，体内における熱産生と体表面からの熱放散のバランスのうえに成り立っています。熱の産生は，基礎代謝，運動による熱産生，震えによる熱産生などが主たるものです。小児では，基礎代謝が高く熱産生が多くなっています。熱の放散は，伝導・対流・放射・蒸発の4つの物理的ルートによって起こっており，生理学的には，皮膚血管の拡張・収縮と発汗が体温調節に大きな役割を果たしています。

　また，熱放散は体表面積と関連しています。体重に対する体表面積の割合をみると，新生児では成人の4倍近くにも達し，新生児では体温調節が困難です。体温は，新生児期は36.5〜37℃と高い傾向にあり，成長とともに下がる傾向があります。

　皮膚血管の拡張・収縮のみで熱平衡が維持され，代謝による調節を必要としない環境の温度を温熱中間体といいます。この温熱中間体は，新生児では32〜34℃とされ，成人では29℃とされています。この中間体温度より上でも下でも酸素消費量が増えます。

　体温調節の可能な環境域も新生児では狭く，新生児では，1〜2時間正常体温を維持できる環境温は20〜23℃です。一方，成人は裸であっても，5℃の環境で1〜2時間正常体温を維持できます。

〈睡　眠〉

　ヒトにとって睡眠は欠かせないものです。睡眠時間は，生後1週では1日24時間のうち16時間以上です。生後1か月で15時間となり，次第に全体の睡眠時間は減少していきます。夜間でも3時間おきの授乳があったのが，次第にその回数が減り，夜間の睡眠時間は延びる傾向となります。

　1歳での睡眠時間は13時間以上で，まだ1日の半分以上を眠っていることになります。3歳では，1日の半分が睡眠時間で昼寝も必要です。4歳頃からは昼寝が必要ではなくなって，成人の睡眠パターンとなります（**図表Ⅰ-2-16**）。

　近年，ヒトの生活のパターンが夜型にシフトし，子どもの睡眠パターンが次第に変化していることは注意しなくてはなりません。こうした睡眠サイクルの不確立が，成長後の神経発達にも大きな影響を及ぼす可能性もあります。

　睡眠パターンの確立は，新生児の空腹時に対応してきちんと授乳できるかという授乳に

関する問題，家族が安定して新生児の介護をしているかといった社会的問題，あるいは，疾病にかかっていないという医学的問題，これらがすべて解決されて，初めて確立されます。

〈消　化〉

乳児は生後1か月までに甘いものや塩味のついた食べ物に対する好みを示すようになり，4か月頃には固形物に対しても興味を示すようになります。現在では6か月で固形食を始めるよう勧められていますが，これは嚥下プロセスの成熟よりも栄養学的な考えに基づいています。乳児は哺乳中に空気を飲み込むので，ガスによる胃の膨張を防ぐために刺激して排気する必要があります。

溢乳（いつにゅう）は乳児では正常ですが，幼児では異常です。溢乳は乳児の80％が生後6か月までに，90％が生後12か月までに消失します。

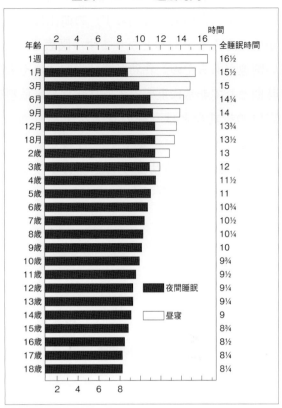

図表 I - 2-16　睡眠時間

出生直後の便は，黒っぽい粘性の便で胎便と呼ばれます。哺乳が始まると，黄茶色の乳便になります。大便の色は，血液の混入や灰白色の場合を除いてあまり重要ではありません。固形物を食べている少し成長した乳児や1〜3歳頃の幼児の便に，豆やコーンなどの野菜が混じっていることがあります。これは通常のことであり，咀嚼が不十分であることを示しており，吸収不良を示すものではありません。間欠的な下痢気味の排便パターンは，1〜3歳の間に普通にみられますが，そのような子どもは，糖質を含んだ飲み物を過剰に飲み，1日中スナック菓子を口にしていることが多いです。糖質を含む飲み物を制限し，食事中の脂肪の量を増やすことによって下痢気味の排便パターンが解決されることもしばしばあります。乳児や1〜3歳頃の幼児では，多量に摂取した後に腹部の突出がよくみられます。これは腹筋の弱さと相対的に大きな腹部器官，そして脊柱前弯の姿勢が複合して生じるものと思われます。

〈口腔（歯）〉

乳歯は生後6〜8か月から生え始め，1歳で上下各4本の計8本，2〜3歳で上下各10本の計20本が生えそろいます。6〜7歳頃から乳歯が抜け，永久歯が生え始めます。まず，

第一大臼歯が生え，次いで乳歯が生えた順に生え変わり，12～13歳で第二大臼歯が萌出します。第三大臼歯（親知らず）の萌出は17～22歳頃ですが，生えない人もいます。これらが生えそろうと32本となります（**図表Ⅰ-2-17～19**）。乳歯のう蝕と永久歯のう蝕には強い関連があるため，乳幼児期は歯口清掃や食習慣などの基本的歯科保健習慣を身につける時期として非常に重要です。甘味食品・飲料の摂取回数が多い，1歳6か月を過ぎての就寝時の授乳などはう蝕のリスクを高くするため注意が必要です。合わせて，保護者による仕上げ磨きの習慣をつけることも重要です。

図表Ⅰ-2-17　生歯の順序

乳 歯	上顎	3	2	2	3	6	5	7			
	下顎	4	1	1	4	6	5	7			
		中切歯	側切歯	犬歯	第一小臼歯	第二小臼歯	第一大臼歯	第二大臼歯	第三大臼歯		
永久歯	上顎	3	2	2	3	5	4	6	1	7	8
	下顎	3	2	2	3	5	4	6	1	7	8

図表Ⅰ-2-18　乳歯の生え方

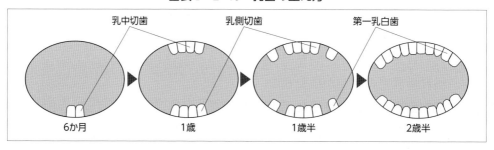

図表Ⅰ-2-19　乳歯と永久歯の歯列

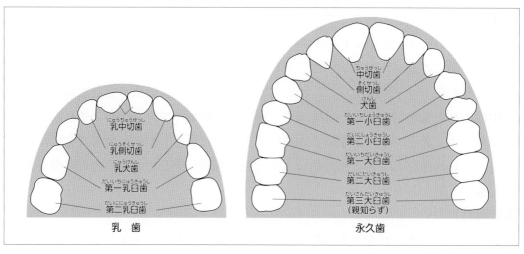

第3章　子どもの健康状態の把握

　保育者は日々子どもとかかわっているので，子どもの状況の変化について気づくのはたやすいです。しかし，その際にどのように把握し対応をしていくのかについて理解しておくことが大切です。この章ではそのための知識を学びましょう。

1　子どもの健康状態のみかた

　保育所に通っている乳幼児は，健やかな成長発達の基礎を培う大変重要な時期です。その時期に生活の多くの時間を保育所で過ごします。大人である保育者は，親に代わり子どもの健やかな成長発達が進められるように援助していくことが基本となります。そして，保健の領域では，子どもの健康と安全を保障して，情緒の安定を図るために，子ども一人ひとりに寄り添いながら，保育を行っていくことが望まれます。

　保育所に通う子どもの健康管理は重要になってきています。疾病や異常に気づくことはもちろんのこと，気になる状況を把握し子どもと家族へのサポート体制をとっていきます。子どもの健康状態の把握は，日々の保育における保健活動で行います。

　日常の生活では，朝の登園時に子どもの状況を観察し，保護者から子どもの状態について報告を受けることから始まります。日々子どもたちとかかわっているので子どもの状況をいち早く感じとることができます。主には，顔色・笑顔の様子，日常と少し違ったと感じることから始まるので，なんといっても**子どもの観察**が重要です。健康にかかわる注意すべき点について示します。

〈一般的観察〉

　子どもがいつもと違う，何か様子がおかしいと感じる時には，子どもの状態を観察して病気かどうか，対応を判断するために通常の様子を知ることが必要です。観察のポイントは「か・き・く・け・こ」を知っておくといいでしょう。

　「か」は顔色や顔つきです。顔色や顔つきから子どもの状況がわかります。子どもに痛みや不快感，不安感があればいつもの顔つきと違って違和感があるので，保育者はすぐに気づきます。表情はどうか，目に力があるかなどに注意しましょう。顔色では赤っぽい，白っぽい，紫色しているとか，普段と比べると違っていて子どもの状態が悪く感じられるかなどを観察します。

　「き」は機嫌です。機嫌が悪くなると活動性に変化が出てきます。保育者にくっついたり，理由もなく，ぐずって泣いていたりしていないか，痛みがあってどこかを気にするよう

なしぐさをしていないか，またいつもと違った体位（姿勢）を示していないかなどの観察も重要です。

「く」は食い気（食欲）です。病気になると途端に食欲はなくなり，食べなくなります。よりひどくなると水分もとらなくなり，たちまち脱水に陥る危険性があります。

「け」は元気さです。毎日子どもと接していると自然に子どもの元気さはわかっていますが，調子が悪くなると動き回っていた運動量が急に少なくなってじっとして動かなくなったりします。ぼんやりして元気さがなくなった際には，発熱やその他の症状をチェックするようにしましょう。

「こ」は呼吸です。日々の子どもとのやりとりを大切にして，睡眠時の呼吸や日頃咳，鼻呼吸をする傾向があるなど，その子の呼吸の様子を知っておくこと，そして観察の力を高める練習をしましょう。

〈体温測定〉

ヒトの体温は外気温や運動量にかかわらずほぼ一定に保たれます。しかし乳幼児は体温調節機能が未熟なため，外気温の影響を受けます。健康な子どもは新陳代謝が盛んで活発なため，成人よりも体温は高めです。37.5℃未満で機嫌がよく，活動性も食欲も普段どおりなら平熱と考えていいでしょう。

また，低体温については35.0℃以上ならば問題ないでしょうが，四肢が冷たく元気がない場合には保温が必要となってきます。

体温測定は，一般には腋窩で測定しますが，最近では電子体温計が開発され，耳の中や皮膚にあてて瞬時に測定できるものも出てきています。子どもを抱いた時に，あれ体温が高いのではないか？と感じた時には測定し，子どもの状態（呼吸や脈拍）にも注意しましょう。

〈食　事〉

食欲はその日の健康状態を判断する指標の一つです。いつもはよく食べている子どもが，ぐずって食べないとか，いつもと食べる量が極端に少ないとか嘔吐がみられるといった食行動の変化がある時には，注意が必要です。排便，排尿の状態なども観察して，腹痛を訴えていないかをみてみましょう。

〈呼　吸〉

乳児の呼吸は横隔膜を動かして行う腹式呼吸です。年齢とともに胸式呼吸になっていきます。安静時の呼吸数を（**図表Ⅰ-3-1**）に示します。1回の呼吸は吸い込む吸気と吐き出す呼気で成り立っています。呼吸数が極端に多かったり，浅い呼吸をしていたり，ゼーゼーと普段と違った呼吸をしている際には注意が必要です。呼吸がしにくくなった状況を呼吸困難といいますが，吸気性のものと，呼気性のものとがあります。呼吸の状況につい

てもまずはしっかりと観察することが重要です。お昼寝
の時に呼吸状態が悪くなることがあります。無呼吸に気
づかずに，死亡事故が起こった事例も報告されていま
す。おなかや胸の動きを観察し，子どもの顔に近づいて
呼吸をしているかどうかを判断することも重要です。突
然呼吸状態が悪くなることもあります。

図表 I - 3 - 1　安静時の呼吸数

新生児	40〜50回 / 分
乳　児	30〜40回 / 分
幼　児	20〜30回 / 分
学　童	18〜20回 / 分
成　人	16〜18回 / 分

〈脈　拍〉

　脈拍は心臓の動きを知る方法ですが，一般には手首の内側（橈骨動脈）で数えます。安
静時の脈拍数を（**図表 I - 3 - 2**）に示します。脈拍数が異常に多いのを頻脈，少ないのを
徐脈，リズムが乱れているのを不整脈といいます。発熱時や，呼吸困難がみられる時には
頻脈になります。また，脈が遅くなる
病気（房室ブロックなど）もあります。
もともと心臓に病気を抱えている子ど
もについては，脈拍を頻回に確認しな
がら，皮膚色なども同時に観察しま
しょう。

図表 I - 3 - 2　子どもの脈拍数

		（正常上限）
新生児	120〜160回 / 分	170回 / 分
乳　児	120〜140回 / 分	160回 / 分
幼　児	90〜120回 / 分	130回 / 分
学　童	80〜90回 / 分	110回 / 分
成　人	60〜70回 / 分	90回 / 分

〈睡　眠〉

　睡眠の状況は年齢によって大きく変化します。新生児期は1日の大半眠っている状況で
すが，4か月を過ぎると生体リズムが働き始めて，まとめて睡眠できるようになり，昼間
起きている時間も増えてきます。保育所では乳児は午前中・午後と2〜3回睡眠をとるこ
ともありますが，幼児期になると約1〜2時間程度の午睡（午後の睡眠）が日課となりま
す。保育所での適度の運動と生活リズムをつけるために睡眠時間を確保し，夜間の睡眠時
間がばらばらにならないよう，十分な睡眠時間がとれて朝すっきりと登園できるように保
護者との会話を大切にすることが重要です。そして，保育園での午睡の際には，観察が重
要です。目を離した隙に気道を塞いでしまって窒息とならないように，観察を欠かさない
ようにしなければなりません。寝返りをしてうつぶせになって呼吸がしにくくなったり，
窒息状態となったり，SIDS（乳幼児突然死症候群 p.9参照）に注意しなければなりません。

〈排　尿〉

　年齢とともに排尿については反射的なものから随意的なものへと発達していきます。排
尿については回数・尿の状態・排尿時の子どもの様子などを観察しましょう。普段の回数
に比べて極端に減少している時には，尿がたまっているのに排尿できない状況ならば下腹
部が膨れています。少し腹部圧迫して（押して）排尿を促すことをしてみましょう。その
際，痛がっていないかなど観察は必要です。脱水で回数が減ってきている際には，全身状

態を観察して水分をとるように促しましょう。尿の観察も重要です。色調では血尿ではないかどうかをみましょう。また排尿時に痛みを感じていないかどうか，そして必要ならば，外陰部の観察も行いましょう。炎症が起こっていないか，奇形が認められないかなどをチェックすることも大切です。

　トイレットトレーニングについては，発達し自分で尿意を感じる2歳頃から始めるといいですが，子どもの様子に寄り添いながらうまくいった時に褒めるという繰り返しが大切です。

〈排　便〉

　排便に関しても年齢とともに反射的なものから随意的なものへと発達していきます。乳児の母乳栄養の場合は人工栄養よりも回数は多くなる傾向がありますし，どちらかというと軟らかい便の性状がみられます。離乳食が進むとともに，有形便となります。トイレで排便が可能となるのは3歳以降で，4歳になると一人でトイレでできるようになります。おむつの交換の際には便性の観察ができますが，トイレでできるようになると保育者が便の状況を知ることが難しくなります。でも子どもは自分のことを知っていますので，おかしい時には子どもから訴えることができるようになっていきます。

　排便の観察も排尿と同様，回数・便を観察しましょう。便性で重要なのは，下痢便と便秘があります。下痢便の場合には，大腸の動きが激しくなり，腹痛を伴って回数も頻回になります。下痢便とともに，嘔吐や発熱などの症状が伴っていないか，元気がなくなってきていないかなどにも注意しましょう。便秘は，日頃の子どもの排便の状況によって個人差がありますが，大切なことは「いつもと違う」ことに気づくことです。排便時に痛みを伴っている場合には便秘を考えましょう。

　便性が気になる場合にはおむつを残して診察時に持参するようにしましょう。

〈鼻水と咳〉

　子どもに日常よくみられる症状として，鼻水と咳があります。日頃は症状がみられない場合には，“鼻かぜ”の始まりかもしれません。環境からの刺激によるアレルギーの症状かもしれませんが，機嫌や顔色などその他の症状がないかどうかを確かめましょう。

〈皮　膚〉

　皮膚の観察は，おむつの交換時や衣類の着脱時に全身の皮膚の様子を観察しましょう。発疹・発赤・湿疹・外傷などがないかを確かめましょう。感染症による発疹は，発熱を伴っている場合がありますので，体温を測ったりその他の症状があるかどうかを確認しましょう。蕁麻疹は体をかゆがったりしている場合には裸にすると地図状に盛り上がった発疹を呈してることで気づくことがあります。水疱疹やみずいぼがみつかる場合もあります。その他，出血斑（斑状，点状）をみつけた場合には紫斑病も考えて保護者に伝えるよ

うにしましょう。外傷や青あざに気づいた場合には，打撲の跡など子どもから受傷した状況を聞くこともあります。不自然だな…と感じれば，それが虐待によるものなのかよく注意しておくことです。

　乳児では臀部に発赤やただれをみることもあります。おむつによるものや，カンジダによるものがあります。おむつを替える際には観察しましょう。

❷ 体調のよくない子どもへの対応

　体調がよくない子どもに対しては，なんと言っても観察を行って，応急処置が必要かどうかを見極めます。すぐに医療機関を受診すべきか，あるいはもう少し様子をみてから受診すればよいのかを判断します。緊急度を3段階に分けて，判断しましょう。

緊急度1：迷わず救急車を呼ぶ
緊急度2：ただちに医療機関を受診する
緊急度3：とりあえず様子をみて，症状の変化と経過をみながら対応する

　子どもの症状としてよく遭遇する，発熱・咳喘鳴（せきぜんめい）・発疹・けいれん・腹痛に対する対応について以下に示します。

〈発　熱〉

　子どもが高い熱を出した時は，ついつい心配しすぎてしまうものです。発熱の原因はいろいろありますが感染症が最も多いです。発熱は生体の防御反応ですので，子どもの身体が病原体と戦っている状態と理解しましょう。発熱時の対応としては，測定をすることと同時に，子どもの観察を十分に行って，緊急度を判断しましょう。元気がなく，ぐったりしている，他の症状（嘔吐があったり，意識がもうろうとしていたり）があったり，呼吸状態が不穏であったり，ひきつけを起こしたりといった際には，**緊急度1〜2に相当します**。保育所では，保育室から離して，安静にできる環境を設定して，こまめに水分をとるように対応します。

〈咳・喘鳴〉

　咳は気道にある異物や分泌物を取り除くための防御反応であることを理解しましょう。喘鳴は狭くなった気道を空気が通る時の音で呼吸困難を伴うことがあります。水分補給や気道の加湿によって分泌物を出しやすく気道を広げるための処置が必要な場合があります。犬吠様の咳（またはオットセイの鳴き声のような咳）で咳込んだり，ゼーゼー・ヒューヒューが強かったり，横や仰向けになると症状がひどくなったり，唇に紫色（チアノーゼ）がみられたり，ぐったりとして水分をとれない場合には，**緊急度1〜2に相当します**。

〈発　疹〉

　ウイルス感染による発疹（麻疹，風疹，水痘，突発性発疹，伝染性紅斑など）やマイコプラズマ感染症などの感染症で発疹がみられることが多く，すでに発熱や風邪症状が伴っています。しかし，アナフィラキシーによる急激に出現する発疹・蕁麻疹は呼吸困難を伴うことがありますので注意が必要です。

〈けいれん〉

　けいれんの原因はいろいろありますが，最も多いのは熱性けいれんです。けいれん発作時は慌てず落ち着いて観察しながら対処しましょう。けいれんが10分以上続いている時やけいれんは止まっているが意識がはっきりしなかったり，呼吸が弱くチアノーゼが認められる際にはためらわず救急車を呼びましょう。

〈腹　痛〉

　乳児は直接腹痛を訴えることはなく，激しく泣いたり，おなかを触ると嫌がることで気づきます。血便を伴う腹痛や，不機嫌で周期的に（間欠的に）苦しそうにしていたり，痛みが2時間以上持続して我慢ができないとか，発熱を伴う腹痛の場合には**緊急度1～2**に相当します。

　以上，体調のよくない子どもへの対応については，なんと言っても観察が重要で，緊急度3以外の際には，一人で対応せずに，人を呼んで医療機関への連絡や救急車要請や保護者への連絡をとるようにしましょう。日頃から対応の際のマニュアルを作成しておき，保育所での研修を行っておくことが重要です。

③ 発育と発達の評価とその診断基準

　発育と発達評価の目的は，乳幼児の身体的・精神的な成熟が順調に進んでいるかどうかをチェックすることにあります。成熟が一般から離れている場合には，その状況を正確に把握して，保護者に説明する際には十分な配慮が望まれます。

〈身体測定法〉

①体　重

　乳幼児では，授乳や食事前に測定します。おむつや服をとって乳幼児体重計で測ります。最近は感度が5～10gのデジタル式が多く用いられています。タオルなどを敷いて0点に合わせてから測ります。座らせたり，寝かせたりして測定します。子どもが動いて測れない場合には大人が抱いたまま測ってから，大人の重量を引くこともありますが，大人の体重計の場合は感度が50gなので，厳密な測定にはなりません。しかし大切

なことは，子どもの体重曲線に測定した値を記入することです。子ども個人の母子健康手帳の体重曲線に記入しましょう。その曲線に沿って増加しているのであれば問題ありません。注意が必要なケースとしては，体重増加不良や減少がみられる場合，身長の割には体重増加が著しい場合があります。

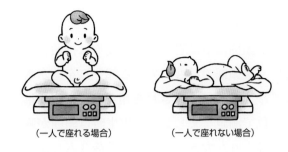

（一人で座れる場合）　　（一人で座れない場合）

②身　長

　2歳未満の子どもには，寝かせて測る乳幼児用身長計を使って測定します。仰臥位（あおむけ）で頭の先を頭板につけて固定し，計測者は両膝をおさえ足をそろえて足の裏（底）に足板をスライドさせて測定します。動いて測定しにくい場合には，片足のみで測ることもありますが，正確なものとならない場合があります。なるべく同じ人によって測定するとなお正確となります。2歳以上の子どもは立って測定します。両足を伸ばして足先が30度位（ハの字）に開くようにして，後頭部・背部・臀部・かかとを身長計の尺柱に密着するように立たせて測定します。仰臥位と立位での測定方法では，立位で測定したほうがわずかに低くなります。体重と同様，子ども個人の母子健康手帳の身長曲線に記入しましょう。その曲線に沿って伸びているなら問題はありません。注意が必要なケースとしては，身長曲線の正常幅内から離れている場合，急に身長の伸び方が変化している（特に低下している）場合

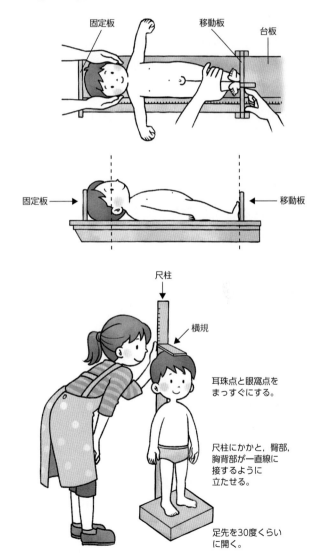

固定板　　移動板　　台板

固定板　　　　　　　　移動板

尺柱　　　横規

耳珠点と眼窩点を
まっすぐにする。

尺柱にかかと，臀部，
胸背部が一直線に
接するように
立たせる。

足先を30度くらい
に開く。

があります。

③頭　囲

　　頭囲は前は眉の上と，後ろは後頭結節
（後頭部で最も出ている部分）を結ぶ水
平面の周径を巻き尺を用いて，0.1cm 単
位で測定しましょう。出生時は頭囲が胸
囲よりも大きいですが，生後3か月から
徐々に胸囲のほうが大きくなっていきま

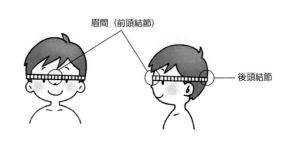

す。注意が必要なケースとして，頭囲が小さい場合には，出生時の状況や今までの発達
歴とともに，大泉門の閉鎖状況（大泉門は生後1か月では約2cm あり，次第に小さく
なって生後1歳半で閉鎖します）や，身体的な奇形の有無や発達状況などのチェックが
必要です。頭囲の大きい場合には，家族性の大頭が多いことがありますので体型や家族
の状況をチェックして判断しましょう。

④胸　囲

　　上半身は裸にして，2歳未満は仰
臥位で2歳以上は立位で測定しま
す。両腕を軽く開かせて，巻尺を背
中側から前に回して，左右の乳頭の
上を通る周径を測定します。自然な
呼吸の呼気と吸気の間に測定しま

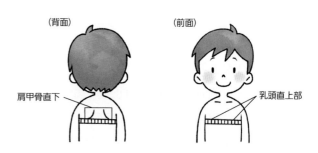

す。泣いている時は避けましょう。0.1cm 単位で測定しましょう。

〈発育の評価〉

　　小児の身体発育は連続的であり，しかもその発育パターンは個人差があります。そのた
め，発育の評価を行う際には，ある一時点の計測値のみではなく，その子ども一人ひとり
の計測値の推移をみることが大切です。つまり母子健康手帳の発育曲線に測定値をプロッ
トしていき，その子どもの経緯がわかるようにしましょう。

　　発育測定値を評価する方法としては，①**パーセンタイル値**，②**発育指数**，③**ＳＤ値**，④
発育速度による方法があります。

①パーセンタイル値

　　身体測定値の個別評価の目的で考えられた方法です。現在わが国の母子健康手帳もこ
の方法が採用されています。評価の基準は，厚生労働省の乳幼児身体発育値が用いられ，
パーセンタイル値で示されています。パーセンタイル値とは測定値の全体を100％とし
た時に，小さいほうから数えて何番目かを示す値です。50パーセンタイル値は50番目，

つまり中央値です。10パーセンタイル値から90パーセンタイル値の間にいる80％の子どもは，発育上問題なしと考えてよいでしょう。3パーセンタイル値以下，97パーセンタイル値以上の場合は，発育の偏りとして，医療機関に紹介して原因を探りながら経過を観察していきます。一般には身体測定は定期的に行いますが，このような子どもについては頻回に測定をするようにしましょう。

②発育指数

　体重と身長の測定値から組み合わせて，総合的な発育栄養状態（肥満度）を評価するものとして考えられています。よく用いられるものとして，カウプ（Kaup）指数とローレル（Rohrer）指数がありますが乳幼児ではカウプ指数を用います。

　カウプ指数は，体重（g）÷身長（cm）2乗×10で計算しますが，BMI（body mass index）と同じ値となります。カウプ指数で15〜18は普通，18〜20はやや肥満，20以上は太りすぎ，反対に13〜15はやせ，13以下はやせすぎを評価します（**図表Ⅰ-3-3**）。

図表Ⅰ-3-3　カウプ指数による発育状況の判定

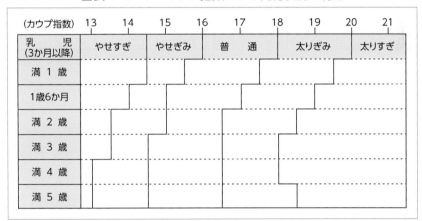

③SD値（SDスコア）

　厚生労働省の乳幼児身体発育調査報告書に基づいて，正規分布の平均値（M）と標準偏差（SD）が示されていて，その値をもとに評価する方法です。標準偏差（SD）は平均値（M）からどれぐらい離れているかということですが，低い場合は－SD，－2SD，高い場合は＋SD，＋2SDと表し，－2SD以下，＋2SD以上の場合には発育の偏りがあり，要観察となります。

④発育速度

　スキャモンの発育曲線に示されているように，発育速度は器官によって異なります。身長・体重のように一般型から，神経系の発育は，乳児期に最も急速で，神経細胞の数は2歳半でほぼ成人と同じになります。免疫系（リンパ系）は，学童期に最も活発とな

り，成人よりも発育し，その後次第に落ち着いていきます。

〈発達の評価〉

発達（Development）とは，体の成長とともに質的な変化を指しますが，発育の原則に従って，未熟なものから成熟なものへと進んでいきます。発達を大きく分けると①**運動発達**，②**言葉（認知機能）の発達**，③**精神（情緒・社会性）の発達**に分けられます。

①運動発達

新生児の運動は生まれつき備わった原始反射によってお乳を飲んで生命を保持することができます。その他にも以下のような反射があります。

図表 I - 3 - 4　原始反射

探索反射	口の周りを刺激するとその方に口を持っていく
吸啜反射	口の中に乳首や指を入れると吸い付く
モロー反射	大きな音や首を急に落とすと，両手を広げて抱きつくような運動をする
把握反射	手のひらや足の裏を刺激すると握るような運動が起きる
自動歩行	支えて足底を床につけると下肢を左右交互に動かし歩行しているような運動をする
緊張性頸反射	頭を左右どちらかに向けると向けたほうの上下肢が伸展しフェンシングのような運動をする

このような原始反射は生後３か月頃には消失しますが，原始反射が残る場合には中枢神経系の問題を抱えていることもありますので，医療機関での診察を勧めたほうがよいでしょう。運動の評価は，粗大運動と微細運動によって評価します。

粗大運動では，首のすわり（定頸）→ 寝返り → お座り → はいはい → つたい歩き → 独歩（ひとり歩き）の順序で進みます。微細運動は体の部分の協調運動が中心ですが原始反射の消失と関係があります。原始反射の把握反射の消失から，自発的にものをつかめるようになります。物のつかみ方も月齢によって進み，手のひら全体でつかむ動作から親指と人差し指とでつかむ動作へと進んでいきます（**図表 I - 2 - 6　つかみ方の発達** p.27参照）。

②言葉（認知機能）の発達

人間は言葉を用いることによって，自分の意思を他者に伝えたり，自分の考えをまとめたり文字として記録することができるようになります。言葉の発達は知識（認知機能）の発達に欠かせません。生後２か月頃より「アウー」などの**クーイング**と呼ばれる声を出します。そして周囲の働きかけに答えようとすることでコミュニケーションの基礎が芽生えます。生後６か月頃から「バブバブ・マンマン」といった<ruby>喃語<rt>なんご</rt></ruby>が出てきます。生

後1歳前後から意味のある**有意語（初語）**を話し始めます。

その後話しかけられた言葉を覚えながら，目で確認した物との結びつきや概念を理解してくるようになります。人の認知・行動・感情・思考など心の働きと脳の関連を調べる学問を神経心理学的にまとめ

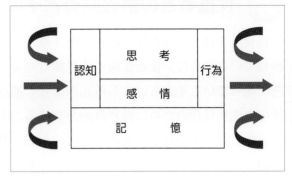

図表Ⅰ-3-5　神経心理学的な脳の動き

たのが（**図表Ⅰ-3-5**）です。目でみたものと，耳で聞いた音声が脳内で結びつき自分の中に記憶としてしまわれていきます。そして，絵本を読みながら「ワンワンどこ？」と聞くと，指で示すようになってきます。

③**精神（情緒・社会性）の発達**

子ども学では，子どもの育ちを「生物学的存在として生まれ，社会的存在として育つ」としています。人間は他の哺乳動物と違って，社会の一員として自立して自分らしく社会で生活していく大人となりますが，その自立への過程が精神（情緒・社会性）の発達と考えられます。新生児が持って生まれた能力として，環境に働きかける**「自発的微笑」**は，周囲の大人が赤ちゃんへの気持ちいい反応を引き出します。そして生後3か月以降になると，大人からの働きかけに対して**「社会的微笑」**は始まり，養育者（主には母親）とのかかわりが増えていきます。このようなやりとりが精神（情緒・社会性）の発達の基礎となります。生後7か月頃には身近な人と，見知らぬ人との区別ができはじめ，**「人見知り」**が始まります。生後10か月頃には，相手の視線をたどる**「共同注視」**が可能となり，他人の意図も判断できるようになってきます。

そして，子どもが初めて経験する社会は家族で，家族の中で自分は存在するに値する一員として感じ始めることが社会性の一歩となります。その際に親と子どもとのアタッチメントが基礎となって社会性が育っていきます。

運動・認知・情緒の発達について説明しましたが，評価する検査法はいろいろとあります。その代表的なものとして，遠城寺式乳幼児分析的発達検査法（質問紙形式）や，新版K式発達検査（直接子どもに実施）やDENVER Ⅱ―デンバー発達判定法―などがあります。このような検査法によって，子どもの発達の特性を評価することができます。また，知能指数IQ（知能年齢÷生活年齢×100）や発達指数DQ（発達年齢÷生活年齢×100）が算出されます。

④ 保護者との情報共有とその方法

　保育所では，保育所保育指針の第3章「子どもの健康に関する保健計画を作成し」と書かれているように，健康に関する保健計画を立てていきます。健康問題を抱えながら保育所に通っている子どもはもちろんのこと，通ってきている子どもたち一人ひとりの心身の健全な成長発達のために保育計画を立てることは，重要で意味のあることです。健康に関する保育計画は，対象となる子どもの年齢・季節・入所時期に合わせて，保健活動を行っていく方法を具体的に立てていきます。健康に関する保育計画を立てながら，その内容を保護者に伝え，保育所での子育て支援の内容を知らせることがまずは行われるべき情報共有です。そして，1年を通しての保育計画に組み込みつつ，PDCAサイクルを実行していくことが大切です。

　情報共有の方法としては，①通園手帳の活用，②保健だよりの活用，③福祉機関との連携，④地域との連携が考えられます。

〈通園手帳の活用〉

　普段の通園手帳に一人ひとりの保育生活が報告されますが，その手帳の活用が最も重要です。担当の保育者が，保護者から伝えられる家での生活の状況を把握しながら，保育所での生活の状況を丁寧に記載して，子ども一人ひとりの日々の暮らしをともに知りながら登園・降園時に直接コミュニケーションを図り，子どもの健康状態を把握しながら情報を共有しましょう。その際に心配事があれば，その時は時間的に無理でもお互い時間をとり合って話し合うようにしましょう。

〈保健だよりの活用〉

　前述のように保育所では1年を通して保育計画を立てていきます。毎月，保健だよりが作成され，保護者に配布されていますが，その中に季節やその時々の状況に応じた健康に関する情報を入れ込みながら，保育所と保護者との情報共有を図っていきます。保育所は医療従事者（保健師・医師・看護師など）と連携がとれていますので，そのような専門職と保護者との懇談会など開催し，橋渡しを行っていくことも可能です。時には保護者の中に健康に関する専門職の方がいる場合があるので，その保護者にも協力してもらいながら保育所全体で健康に関する情報を共有できるようにしていきましょう。

〈福祉機関との連携〉

　保育所は地域の福祉機関と密接な連携が保たれています。保育所でのさまざまな課題が出てきた際には，担当の福祉事務所（行政）と連携をとりながら進めていくことになっています。子どもの健康に関することについても同様に地域の福祉事務所との連携を深めて，その情報を保護者に伝えることが重要です。行政的な手続きや教育環境への配慮など

保護者と福祉機関との橋渡しを行えるので，機会を捉えて企画することも大切です。

〈地域との連携〉

　保育所が存在している地域との連携によって，子どもたちの健康推進が図られ，地域の住民としての保護者との連携もとれるようになっていきます。保育所だけでなく「地域で子育て」につながります。地域で経験豊かな方たちと連携しながら，保育所を中心として講演会や講座を開催し，保護者とのつながりを強めていくことができます。そして地域で，保育所に通っている子どもと保護者との顔見知りの関係が構築されていくことに寄与できます。保育所での行事が地域に開かれ，地域の方々が保育所の子育て・子育ちに協力してもらえるような働きかけをしていきましょう。

参考文献

・竹内義博，大矢紀昭　編：よくわかる子どもの保健．ミネルヴァ書房，2015.
・榊原洋一　監修：子どもの保健演習ノート．診断と治療社，2016.
・巷野悟郎　監修：最新保育保健の基礎知識．日本小児医事出版社，2013.
・中村　肇　監修：子育て支援のための子ども保健学．日本小児医事出版社，2012.
・兵庫県医師会　編：保育所・幼稚園における健康管理マニュアル．2013.
・稲垣由子：子ども学概論．丸善プラネット，2012.

子どもの病気の予防と適切な対応

　子どもは，形態的（解剖学的）に成長の過程にあり，また機能的（生理的）に発達の過程にあることから，月齢，年齢によって，かかりやすい病気，病気にかかった時にみられる症状が異なります。

〈形態的（解剖学）な違い─成人と比較して〉

- 気道が細く軟らかく，また自分で鼻汁や痰の排出が十分できないため，呼吸器感染症の時に気道が狭くなりやすく，呼吸が苦しくなりやすい。
- 耳（中耳）と鼻咽頭腔をつなぐ耳管の形状が成人と異なるため中耳炎になりやすい。
- 食道と胃の境目の機能が未熟なため嘔吐しやすい。

〈機能的（生理的）な違い─成人と比較して〉

- 体温調節機能が未熟なため，環境温の影響を受けやすく，暑く湿度が高い環境では体温が高くなりやすく，寒い環境では体温が低くなりやすい。
- 肝臓の機能が未熟なため低血糖になりやすい。
- 体の中の水分量の割合が高く，腎機能が未熟で尿濃縮力が低いため脱水になりやすい。
- 症状の進行が早く，重症になりやすい。

〈母体からの免疫グロブリンと感染症〉

- 出生時から3か月頃までは，母体から胎盤を経由して移行した免疫グロブリン（IgG）と初乳に含まれる分泌型免疫グロブリン（IgA）の働きで感染症にかかりにくいが，5〜6か月を過ぎるとこれらの免疫グロブリンがなくなってしまい，感染症にかかりやすくなる。

〈予防接種と感染症〉

- 月齢，年齢によって，実施した予防接種が異なるため，感染症のかかりやすさが異なる（図表Ⅰ-4-4　予防接種スケジュール p.68参照）。

1　主な病気の特徴と対応，予防について

〈一般的な子どもの病気〉

● 急性上気道炎

　鼻腔から咽頭，気管までの上気道で起こる炎症をいい，多くはかぜ症候群に含まれます。発熱と鼻汁，入眠や覚醒前後に多い痰のからんだ咳（湿性咳嗽）が発症します。発熱は多くの場合3日以内に解熱します。4〜5日目に鼻汁や咳は一時的に増悪します

が，10日程度で治ります。

●急性気管支炎

　気管支などの下気道で起こる炎症をいい，上気道炎から続発することが多いです。咳，痰，喘鳴を認め，呼吸苦がある場合もあります。聴診では肺雑音が聴こえても，胸部エックス線写真では異常を認めません。

●急性細気管支炎

　気管支よりもさらに細い細気管支で起こる炎症をいいます。もともと細い部分で炎症が起こり，分泌物によってさらに狭くなるため，特に1歳未満の乳児では呼吸苦を示す症状（多呼吸，努力呼吸，息を吐く時の喘鳴（呼気性喘鳴））をきたし，また呼吸苦によって食事や睡眠が妨げられるようになり，入院での治療が必要になることもしばしばあります。重症になると，顔色が悪くなるチアノーゼや無呼吸が出現する場合もあります。初めは発熱，鼻汁，咳の上気道炎症状ですが，3～4日目に呼吸苦を示す症状が出現するといった経過をたどります。RSウイルス感染が原因となることが最も多いです。

●肺　炎

　肺内に炎症が起こり，胸部エックス線写真で診断されます。発熱，咳を認め，上気道炎や気管支炎と比較すると症状が重いことが多いですが，全身状態の程度はさまざまです。重症となると，高熱，咳，呼吸苦を示す症状（多呼吸，努力呼吸，チアノーゼ）などを認めます。原因としては，ウイルス，細菌，マイコプラズマなどがあります。ウイルスと細菌の混合感染では急激に悪化することもあります。インフルエンザウイルスに伴う肺炎は，予防接種による対策が重要です。

●クループ症候群

　発熱や上気道症状がみられた半日～2日後くらいに，犬吠様咳嗽や嗄声（かすれた声），吸気性喘鳴（息を吸う時にゼー音，ヒュー音を認める）をきたす疾患です。犬吠様咳嗽とは，「犬が吠えるような咳」「オットセイの鳴くような咳」「いつものかぜとは違い，喉が痛そうな咳」などで表現されます。吸入と内服薬で治療します。喘鳴がひどく呼吸状態が急に悪くなることもまれではないため，特徴的な咳嗽や喘鳴を認めた場合は早めに受診しましょう。

●ウイルス性腸炎

　1～3日間の潜伏期間の後，突然の嘔吐で発症します。嘔吐とともに，あるいは遅れて下痢を認めることが多いです。下痢は水様で1日十数回にもなることがあります。嘔吐は通常半日程度で治まり，下痢も数日で治癒しますが，治癒するまでの嘔吐や下痢によって脱水症にならないように，あるいは脱水症が重症化しないようにする対応が必要です。嘔吐が治まるまでの間いったんおなかを休め，水分をほしがった時には経口補水

液などを1口〜数口ずつから飲ませるようにします。嘔吐が治まり，ある程度の水分摂取が可能となれば，消化のよいメニュー（蛋白質や脂肪を控えた食事）から再開します。適度な塩分とともに食べるお粥は，ウイルス性腸炎にかかった後再開するメニューとして適しています。

　感染力の強いロタウイルスやノロウイルスなどが原因となることが多いことから，嘔吐物や便などの処理に注意を払い，他者へ感染を広げないようにする対策も重要です。なお，ロタウイルスに対してはワクチン接種により予防することが可能です（ロタウイルス感染症 p.59参照）。

●腸重積症
<small>ちょうじゅうせきしょう</small>

　口側の腸管が肛門側の腸管の中に入り込むことによって発症する疾患です。生後6か月前後〜2歳まではウイルス感染症をきっかけとして発症することが多いですが，3歳以上になると，腸管の形態異常がきっかけとなって発症することが多いです。3つの特徴的な症状（①5〜20分おきに繰り返す腹痛（啼泣を伴う痛み），②ストロベリージャム様の粘血便（痛みの出現から2〜3時間で認めることが多い），③嘔吐）がみられます。診断後，すぐに入り込んだ腸管を戻す（整復する）処置が必要ですが，発症から24時間以上経過している場合は，中に入り込んでいた腸管の状態が悪くなっていると考えられるため手術によって整復する必要があります。

●脱水症

　脱水症は，下痢や嘔吐などにより体から水分が失われる，あるいは，摂取する水分量が不足することによって体内の水分量が欠乏し発症します。子どもは大人と比較して，水と電解質（ナトリウム，カリウム，クロールなど）のバランスが崩れやすく，脱水症になりやすい状態にあります。嘔吐や下痢などで体から排泄される水分・電解質が多い時や，発熱などで摂取できる水分が減少している時などに，脱水症を起こしやすくなります。皮膚の張り（ツルゴール：腹部の皮膚をつまんでできたしわが元に戻るかどうか），口の中の粘膜の状態（乾燥しているかどうか），尿量（減少していないかどうか），啼泣時の涙の状態などが脱水の程度の判断材料になります。糖質，水分と電解質が補給できる経口補水液を利用してケアしますが，重症の場合や経口補水液を利用しても症状が改善しない場合は，輸液による治療が必要になります。なお，経口補水液としては，ナトリウム（Na）濃度40〜60mEq/L，カリウム（K）濃度20mEq/L，糖濃度1.35〜4.0%が適切とされています。一般的なスポーツドリンクは，電解質が少なく糖濃度が高いため，経口補水液としては適切ではありません。

図表Ⅰ-4-1　脱水の所見

	症　状	対　応
軽症	普段どおりの意識状態，流涙もいつもと変わらず，唇や口腔内は湿潤，手足は温かい	経口的に水分とミネラルの補給
中等症以上	ぐったりしているもしくは落ち着きがない，目の周りがくぼんでいる，流涙は減少，唇や口腔内は乾燥，手足が冷たい	病院を受診

図表Ⅰ-4-2　いろいろな経口補水液と組成

	商品名	製造元	Na (mEq/L)	K (mEq/L)	糖濃度 (%)	炭水化物 (g/L)
医薬品	ソリタT2顆粒	エイワイファーマ	60	20	2.2	
	ソリタT3顆粒	エイワイファーマ	35	20	2.3	
経口補水液	OS-1	大塚製薬	50	20	1.8	25
	アクエリアス経口補水液	コカ・コーラ	42	20	1.5	27
	アクアライトORS	和光堂	35	20		40
	アクアソリタ	味の素	35	20		19
乳児用イオン飲料	アクアライトりんご	和光堂	30	20		55
	ビーンスタークポカリスエット	大塚製薬	21	5		42
スポーツドリンク	ポカリスエット	大塚製薬	21	5		62

●熱性けいれん

　熱性けいれんは，38℃以上の発熱時に起こるけいれんで，髄膜炎などの頭蓋内感染症や先天性代謝異常症などのけいれんを引き起こす明らかな原因を認めず，てんかんの既往もない場合をいいます。大多数は，発熱初期に，5分以内の左右対称で，全身に力が入る（強直けいれん），あるいは全身に力が入り四肢をがくがくさせる（強直間代けいれん）を認めます。子どものけいれん性疾患の中で最も頻度が高く，6か月〜5歳までが好発年齢です。けいれん発作が起こった時は慌てずに，嘔吐物を誤嚥しないように顔を横に向けて楽な姿勢をとるようにし，持続時間や顔つきや四肢，身体の様子，動きに左右差がなないか，呼びかけに反応するかなどを観察します。けいれん発作が5分以上続く場合，けいれん発作後30分以上経過しても意識状態が回復しない場合，けいれん発作が繰り返しみられる場合，手足に麻痺が残る場合などは救急搬送が必要です。

●尿路感染症

　尿路感染症とは，腎臓から尿管，膀胱，尿道までの尿の排泄経路で起こる感染症をいいます。腎臓で起こる尿路感染症（腎盂炎）では高熱を認めることが多く，膀胱炎や尿

道炎では頻尿や残尿感，排尿時の痛みを伴うことがありますが，子どもでは，発熱以外の症状がはっきりしない場合もあります。原因としては，細菌感染症が多く，抗菌薬の投与と十分な水分摂取によって回復します。尿路感染症を繰り返す場合は，膀胱から尿管，腎臓へ尿の逆流（膀胱尿管逆流）が起こっている場合もあります。逆流の程度が強い場合は，手術が行われることもあります。

● アレルギー疾患

アトピー性皮膚炎，食物アレルギー，気管支喘息，花粉症といったアレルギー疾患も子どもによくみられる病気です。アレルギー疾患については，第Ⅱ部第5章「個別な配慮を必要とする子どもへの対応」（p.121）を参照してください。

2 保育所でよくみかける病気

〈呼吸器関連〉

● 気道異物

さまざまな異物を気道（気管や気管支）に誤嚥することによって急性の気道狭窄が起こります。大きな異物の場合，窒息あるいは窒息に近い状態となるので，救急処置が必要となります。小さな異物の場合，咳や喘鳴（ゼーゼー，ヒューヒューなどの呼吸音）のみで，呼吸困難にならない場合もあります。異物の種類としては，食物では豆類，特にピーナッツが多く，食物ではないものでは，針やおもちゃの部品などが多いです。急に原因不明の咳や喘鳴が始まった場合は，誤嚥による気道異物の可能性も疑いましょう。

〈耳鼻科関連〉

● 急性中耳炎

鼻や喉で増殖した細菌（肺炎球菌，インフルエンザ菌など）が中耳にまで及び炎症を起こすことで発症します。耳痛，発熱，耳だれ（耳漏）などの症状がみられ，また，耳痛によって不機嫌・啼泣を伴うこともあります。難治な反復性中耳炎になる場合もあり，専門医の指示のもと，十分な治療を受けるようにしましょう。治療中のプールについては医師の意見を聞いて対応しなければなりません。肺炎球菌ワクチンやインフルエンザ菌ワクチン（Hib）接種により，中耳炎の重症化を防ぐことが期待されるため，ワクチン接種も重要です。

● 滲出性中耳炎

中耳内に液体が貯留し難聴の原因となるが，耳痛や発熱がない中耳炎をいいます。自然治癒も期待できますが，難治例もあり，滲出性中耳炎に伴って難聴の状態が続くと言葉の発達に影響を及ぼす可能性もあります。繰り返す急性中耳炎，鼻アレルギーや副鼻

腔炎，頭蓋や顔面の形態異常，うつぶせ寝，おしゃぶりの使用などが発症や難治な原因として指摘されています。検査・治療を継続し，日常生活での要因（うつぶせ寝，おしゃぶりの使用など）を控えるようにしましょう。

〈眼科関連〉

● 結膜炎（けつまくえん）

　結膜の炎症により，目の充血，目やに（眼脂），涙が多い（流涙）などがみられます。結膜炎の原因は，ウイルス性，細菌性，アレルギー性，薬物性，逆まつ毛などさまざまであり，原因の特定がすぐにはできない場合もあります。アデノウイルスによる結膜炎は「流行性角結膜炎」といわれます。感染力が強く，感染を広げないようにする対策が重要です。また第3種学校伝染病に指定されており，出席には医師の許可が必要です。細菌性角膜炎の場合は，黄色っぽい膿性の眼脂を認めますが，抗生剤の入った点眼薬により2〜3日で治癒します。アレルギー性結膜炎の場合は，かゆみが強くみられます。市販の点眼薬を使用することにより，点眼薬に含まれる防腐剤による薬剤性結膜炎を発症することもあります。

〈皮膚科関連〉

● おむつ皮膚炎

　便や尿による刺激，汗や尿の蒸発によるおむつ内の蒸れ，繰り返しおしりを拭くことによる摩擦刺激によって発症する皮膚炎です。真菌感染症を合併する場合もあります。軽度の発赤のみであれば，適切なおむつ交換と洗浄で清潔を保ち，皮膚の保湿・保護を行うことにより改善しますが，外用薬による治療が必要となる場合もあります。

● 汗疹（あせも）（かんしん）

　汗管（汗が出てくる管）が詰まることにより炎症が起こることにより発症します。発赤と強いかゆみを伴います。細菌感染症を合併することもあります。首，脇の下，肘関節の内側に好発します。高温多湿の環境で悪化するので，汗をかいたら早めに拭くことや，シャワーで清潔に保つことが予防，改善につながります。

● 伝染性膿痂疹（とびひ）（でんせんせいのうかしん）

　発赤，水疱，びらん，および，厚いかさぶたができる皮膚感染症です。すり傷などのけがや虫刺されをきっかけに黄色ブドウ球菌や溶連菌（溶血性連鎖球菌）が感染増殖，さらに離れた部位に"とびひ"して感染が広がります。抗菌外用薬や抗菌薬の内服で治療し，発疹のある部位は可能な限りガーゼや包帯などで覆い，露出しないようにします。

● 伝染性軟属腫（みずいぼ）（でんせんせいなんぞくしゅ）

　ウイルスによる皮膚感染症で，幼児，学童に好発します。半球状に隆起し中心にくぼみのある1〜5㎜いぼが，体や手足にできます。いぼの内容物が感染源となります。直

接接触することにより感染する場合と，共用のタオルなどにより間接的に感染する場合があります。発疹部位を絆創膏や包帯，衣服などで覆い，滲出液が直接触れないようにして感染を防ぎます。自然に治癒しますが，ピンセットで除去するなど処置を行う場合もあります。

〈泌尿器科関連〉

●包茎

包茎とは，「ペニスを覆う包皮を反転できず，ペニスの先端を露出できない状態」をいいます。出生時は反転できないのが生理的であり，ほぼ100％包茎です。乳児期〜幼児期にかけて徐々に反転できるようになり，3歳までに90％，17歳では99％以上が反転できるようになると報告されています。無理に包皮を反転させると，激しい痛みがあるだけではなく，元に戻らなくなったり，将来的に病的包茎となったりする可能性もあります。包茎の程度が強くおしっこが出にくい，亀頭包皮炎（細菌による皮膚炎）を繰り返す，などの問題がない限り，そのままの状態で経過観察します。

●停留精巣

停留精巣とは，「精巣が陰嚢内に下りてきていない（精巣が陰嚢内に確認できない）状態」をいいます。新生児では4.1〜6.9％に，1歳児では1.0〜1.7％に認めます。また，早産児や低出生体重児では，予定日どおりに生まれた正期産児と比較して，その頻度が高いといわれています。1歳を過ぎると，精巣が自然に陰嚢内に下りてくることが期待できなくなります。1歳前後〜2歳頃に手術を行うことが推奨されています。

●陰嚢水腫

陰嚢水腫とは，「陰嚢の中，精巣の外側に水がたまった状態」をいいます。出生時に認められた陰嚢水腫は，ほとんどの場合，2歳までに自然に治るといわれています。3〜4歳になっても自然に治る見込みがなく，大きな水腫の場合は外科的な治療を検討する必要がでてきます。

〈整形外科関連〉

●肘内障

転倒しそうになった子どもの手を引っ張った時などに発症します。肘関節が亜脱臼の状態になり，痛みのため腕をだらりと垂らしたまま肘や手を動かそうとしなくなります。病院を受診し，診断，整復してもらいましょう。

〈感染症〉

細菌やウイルスなどが体内に侵入し，増殖することを感染といいます。さらに，感染の結果，何らかの臨床症状が現れた状態を感染症といいます。

保育所における感染症では以下の点に注意を払う必要があります。

- 集団での食事，遊び，午睡では，子ども同士が濃厚に接触することが多いため，飛沫感染や接触感染が生じやすい状況にあります。
- 特に乳児では，床を這う，手に触れるものを何でも口に入れる，といった行動上の特徴があるため，接触感染に十分注意を払う必要があります。
- 子どもが，自ら正しくマスクを着用したり，適切な手洗いを実施したりすることが難しいため，大人からの援助や配慮が必要です。子どもがマスクを着用している際は，息苦しさを感じていないか，熱中症のリスクはないかなどの体調変化に注意を払うことも必要です。また，感染経路に応じた対策をとることも必要です（**図表Ⅱ－4－1** 感染様式 p.106参照）。

●インフルエンザ（ワクチンあり）

主な感染経路：飛沫感染（接触感染することもある）

潜伏期間：1〜4日

　インフルエンザウイルス感染により，突然の高熱が出現し，3〜4日間続く，だるさ（倦怠感），食欲不振，関節痛，筋肉痛などの全身症状と，鼻汁，咳などの気道症状が認められます。通常，1週間程度で治癒しますが，気管支炎や肺炎，中耳炎，熱性けいれん，急性脳症などの合併症が起こり，重篤な後遺症を残したり，死に至る場合もあります。治療には抗インフルエンザ薬が使用されます。発症早期に抗インフルエンザ薬を使用した場合には，症状の早期改善が期待できます。また，インフルエンザワクチン接種は，インフルエンザの発病を完全に予防することはできないですが，重症化や死亡を予防する一定の効果があるとされています。インフルエンザワクチンは流行期に入る前に，13歳以上の場合は1回，13歳未満の場合は2〜4週間の間隔を空けて2回接種することが勧められています。飛沫感染対策としては，咳やくしゃみを認め，マスクの着用が可能な者（子どもも含む）はマスクを着用するようにします。接触感染対策としては，患者の唾液，痰，鼻汁が付着した場合などには，手洗いや手指消毒を行うなどの対策が必要です。

　罹患した場合の登園の目安は「発症後5日間経過し，かつ，解熱後2日（乳幼児の場合は3日）経過していること」です。

●ロタウイルス感染症（ワクチンあり）

主な感染経路：経口感染，接触感染，飛沫感染

潜伏期間：1〜3日

　ロタウイルスにより腸炎を発症し，嘔吐と下痢を認めます。下痢はしばしば白色便となります。多くは2〜7日で治癒しますが，脱水やけいれんを合併し，入院での治療を要することもしばしばあります。ロタウイルスは非常に感染力が強く10〜100個程度の

非常に少ないウイルス量でも感染するため，十分な手洗いとともに，吐物・排泄物の処理方法も共通認識しておく必要があります。また回復後も便からは3週間以上，ウイルスが排出されるので排便の処理をする時には手袋をする，手洗いを徹底するなどの対策が必要です。感染を予防するために，乳児期に経口ロタウイルスワクチンを接種することができます。

罹患した場合の登園の目安は「嘔吐，下痢などの症状が治まり，普段通りの食事がとれること」です。

●ノロウイルス感染症

主な感染経路：経口感染，飛沫感染，接触感染

潜伏期間：12〜24時間

ノロウイルスによって腸炎を発症し，嘔吐と下痢を認めます。脱水を合併することもあります。多くは1〜3日で治癒しますが，感染力が強く，容易に集団感染を引き起こします。また，調理者を介して食品がウイルスに汚染されたことによる食中毒も起きています。便や吐物には多量のウイルスが含まれており，吐物が乾燥して空気中に舞い上がり感染が広がることもあるため，手洗いを十分行うことはもちろん，吐物・排泄物の処理方法も共通認識しておく必要があります。回復後も便からは3週間以上，ウイルスが排出されるので排便の処理をする時には手袋をする，手洗いや手指消毒をするなどの対策が必要です。

罹患した場合の登園の目安は「嘔吐，下痢などの症状が治まり，普段通りの食事がとれること」です。

●突発性発疹
（とっぱつせいほっしん）

主な感染経路：保護者や兄弟姉妹等の唾液などから感染すると考えられています。

原因となるのは，ヒトヘルペスウイルス6B，ヒトヘルペスウイルス7ですが，これらのウイルスは多くの成人，子どもの唾液などから常に排出されています。子どもは，母体から胎盤を通じて受け取っていた抗体がなくなる，6か月頃〜2歳に感染し発症します。3日間程度の高熱の後，解熱と同時に発赤疹が出現しますが，数日でなくなります。自然に治癒しますが，経過中に熱性けいれん，脳炎・脳症などを合併することがあります。

罹患した場合の登園の目安は「解熱し機嫌がよく，全身状態がよいこと」です。

●RSウイルス感染症

主な感染経路：飛沫感染，接触感染

潜伏期間：4〜6日

乳児期にRSウイルスに感染すると，急性細気管支炎など，重症な呼吸器症状を認め，

入院での治療が必要となることも少なくないです。一度感染した後も，何度も感染することがありますが，再感染，再々感染した場合は症状が軽くなります。2歳以上では，鼻汁や軽い咳などの上気道炎症状を認めるのみであることも多く，周囲に感染を広げることもあります。咳が出ている場合はマスクの着用を促しましょう。

罹患した場合の登園の目安は「呼吸器症状が消失し，全身状態がよいこと」です。

●ヒトメタニューモウイルス感染症

主な感染経路：分泌物との直接あるいは密接な接触によって感染します。

潜伏期間：3〜5日

咳，喘鳴が主な症状であり，肺炎となったり，喘息発作を悪化させたりする場合もあります。乳児では急性細気管支炎を起こし，重症化することもあります。感染拡大予防のために，手洗いや手指消毒を行うなどの対策が必要です。

罹患した場合の登園の目安は「呼吸器症状が消失し，全身状態がよいこと」です。

●百日咳（ワクチンあり）

主な感染経路：飛沫感染，接触感染

潜伏期間：7〜10日

百日咳菌の感染により発症し，特有の咳（コンコンと咳き込んだ後，ヒューと笛を吹くような音を立てて息を吸う）が特徴です。連続性，発作性の咳が長期間続きます。生後3か月未満の乳児では呼吸ができなくなる発作（無呼吸発作），肺炎，中耳炎，脳症などの合併症も起こりやすく，突然死の一因とも考えられています。年長児〜成人の場合は，咳が長引くかぜと思われていることも少なくありません。発熱がみられることは少ないです。

発症した場合は抗菌薬で治療されますが，合併症の出現に十分注意して対応する必要があります。感染拡大予防のためには，手洗いや手指消毒を行うなどの対策が必要ですが，呼吸器症状のある年長児〜成人が乳児と接触しないようにすることも重要です。

罹患した場合の登園の目安は「特有な咳が消失していること，または，5日間適正な抗菌薬による治療が終了していること」です。

●手足口病

主な感染経路：飛沫感染，接触感染，経口感染

潜伏期間：3〜6日

コクサッキーウイルスや，エンテロウイルスなどが原因となり，口腔粘膜や手足の末端，おしりに水疱ができます。ウイルスによっては爪がはがれ落ちる場合もあります。髄膜炎を合併することもあり，発熱や頭痛，嘔吐がみられることもあります。多くの場合は3〜7日間で自然に治癒しますが，回復後も鼻汁からは1〜2週間，便からは数週

～数か月間，ウイルスが排出されるので，排便の処理をする時には手袋をする，手洗いや手指消毒を行うなどの対策が必要です。

　罹患した場合の登園の目安は，「発熱や口腔粘膜の水疱の影響がなく，普段どおりに食事がとれること」です。

●プール熱（咽頭結膜熱）

主な感染経路：飛沫感染，接触感染

潜伏期間：2～14日

　アデノウイルス感染により，高熱，扁桃炎，結膜炎が引き起こされますが，多くの場合は自然に治癒します。感染力が強いため，タオルなどの共有は避けなければいけません。また，ドアノブやスイッチ，遊具など複数の人が触れる場所の消毒も大切です。治癒した後も長時間，便にウイルスが排泄されるので，排便の処理をする時には手袋をする，手洗いや手指消毒を行うなどの対策が必要です。

　罹患した場合の登園の目安は「発熱，目の充血などの主な症状が消失した後2日経過していること」です。

●溶連菌感染症

主な感染経路：飛沫感染，接触感染，食品を介した経口感染もあります。

潜伏期間：2～5日間，伝染性膿痂疹では7～10日

　溶血性連鎖球菌（溶連菌）感染により，扁桃炎や，伝染性膿痂疹（とびひ），中耳炎，肺炎，髄膜炎，骨髄炎などさまざまな症状が引き起こされます。扁桃炎の場合は，発熱，喉の痛みと腫れ，リンパ節炎，いちご舌（舌がいちごのように赤く腫れる），全身の発赤疹を認めます。発赤疹が治まった後，指の皮がむけることもあります。発症した場合は，溶連菌に適した抗菌薬で治療します。治療が不十分な場合には，数週間後にリウマチ熱や腎炎などを合併することがあるので，症状が治まってからも一定の期間は抗菌薬の内服を続ける必要があります。感染拡大予防のために手洗いや手指消毒を行うなどの対策が必要です。

　罹患した場合の登園の目安は「抗菌薬の内服開始から24～48時間経過していること」です。

●ヘルパンギーナ

主な感染経路：飛沫感染，接触感染，経口感染

潜伏期間：3～6日

　主にコクサッキーウイルスの感染により，高熱，喉の痛み，咽頭の発赤，水疱から潰瘍を認めますが，2～4日間で解熱し治癒します。髄膜炎を合併することもあり，発熱に加え頭痛や嘔吐を認めます。感染を防ぐためには手洗いの実施など一般的な対策が大

切です。また，回復後も鼻汁からは1〜2週間，便からは数週〜数か月間，ウイルスが排出されるので，排便の処理をする時には手袋をする，手洗いや手指消毒を行うなどの対策が必要です。

　罹患後の登園の目安は「発熱や口腔粘膜の水疱の影響がなく，普段どおりに食事がとれること」です。

●伝染性紅斑

主な感染経路：飛沫感染

潜伏期間：4〜14日

　ヒトパルボウイルスB19の感染により発症します。感染後5〜10日に発熱，だるさ（倦怠感），頭痛，筋肉痛などの症状がみられます。その後，両頬部に紅斑が，四肢には網目状・レース状の発赤疹がみられるようになり，1〜2週間続きます。両頬部に紅斑がみられることから，俗に"りんご病"と呼ばれます。母体が妊娠中に感染し，胎盤を通じて胎児に感染すると，約10％が流産や死産となり，約20％が全身がむくんだ状態になる胎児水腫となります。感染を予防するためには，手洗いや，マスクの着用など一般的な予防を行いますが，発赤疹が出現している時期にはすでに感染の危険性はなくなっています。

　罹患した場合の登園の目安は，「全身状態がよいこと」です。

●マイコプラズマ感染症

主な感染経路：飛沫感染

潜伏期間：2〜3週

　肺炎マイコプラズマという病原体により，肺炎や気管支炎，クループ症候群などの呼吸器感染症が引き起こされます。発熱，咽頭痛，頭痛などの感冒症状から始まり，次第に咳が出現します。咳は，当初は乾いた咳（乾性咳嗽）で時間の経過とともに痰の絡んだ咳（湿性咳嗽）に変わっていきます。マイコプラズマに有効な抗菌薬を使用することで改善しますが，発熱，咳が長引く場合があります。咳が出ている場合にはマスクを着用するように促しましょう。

　罹患した場合の登園の目安は，「発熱や激しい咳が治まっていること」です。

●麻疹（はしか）（ワクチンあり）

主な感染経路：空気感染，飛沫感染，接触感染

潜伏期間：8〜12日

　発症初期には，高熱，咳，鼻水，結膜充血，目やになどの症状がみられます。いったん解熱傾向になった後，再び高熱を認め，この頃に口腔粘膜に白いぶつぶつ（コプリック斑）が出現，その後，顔や頸部から発赤疹が出現し体全体に広がります。発疹は赤み

が強く，少し盛り上がっており，徐々に癒合していきますが健常な皮膚面は残ります。通常7〜10日の経過で回復し，発疹は褐色の色素沈着を残します。肺炎や中耳炎，熱性けいれん，脳炎を合併することがあり注意が必要です。特に，肺炎や脳炎を合併した場合は重症になります。

　麻疹ウイルスは感染力が非常に強く，空気感染するため，発症者を隔離するだけでは感染拡大を防止することはできません。免疫がない場合はほぼ100％感染し発症します。麻疹に対する有効な治療法はなく，麻疹ワクチンを含んだ予防接種が極めて有効な感染予防手段となります。

　罹患した場合の登園の目安は「解熱後，3日を経過していること」です。

●風疹（ふうしん）（ワクチンあり）

主な感染経路：飛沫感染，（接触感染することもある）

潜伏期間：16〜18日

　風疹ウイルス感染により，発疹（淡いバラ色の発疹）が顔や頸部に出現し，全身に拡大しますが，約3日間で消え，色素沈着も残しません。発疹とともに発熱，リンパ節腫脹・痛み（特に頸部や耳の後ろ），倦怠感，結膜充血などを認めます。合併症として血小板減少性紫斑病，急性脳炎，関節痛・関節炎などがあります。また，妊婦が感染すると，胎児に感染し，先天性風疹症候群（白内障，先天性心疾患，聴力障害，小頭症，精神発達遅滞をきたす）を発症することがあります。一方で，感染しても明らかな症状を認めない不顕性感染例も約30％みられます。風疹に対する有効な治療法はなく，風疹ワクチンの接種が極めて有効な感染予防手段となります。通常は軽症で自然に治癒しますが，先天性風疹症候群の可能性がある妊婦への感染に注意する必要があります。

　罹患した場合の登園の目安は「発疹が消失していること」です。

●水痘（すいとう）（みずぼうそう）（ワクチンあり）

主な感染経路：飛沫感染，空気感染

潜伏期間：14〜16日

　発疹が顔や頸部に出現し，全身へ拡大します。発疹は斑点状の赤い丘疹から始まり水ぶくれ（水疱）となり，最後はかさぶた（痂疲）となり，これらの各段階の発疹が混在します。全身の発疹がかさぶたとなれば感染力はなくなっていると考えられます。一般的には自然経過で治癒しますが，抗ウイルス薬を用いて早期に治療を開始することにより症状が早めに改善されることが期待できます。

　水痘は感染力が強く，空気感染するため，発症者を隔離するだけでは感染拡大を防止することはできません。水痘ワクチンの接種が極めて有効な感染予防手段となります。なお，2014年10月から水痘ワクチンが定期接種（2回）となりました。

罹患した場合の登園の目安は「すべての発疹がかさぶたとなっていること」です。

● 流行性耳下腺炎（おたふくかぜ，ムンプス）（ワクチンあり）

主な感染経路：飛沫感染，接触感染

潜伏期間：16〜18日

　ムンプスウイルス感染により，発熱と唾液腺（耳下腺，顎下腺，舌下腺）の腫れ，痛みが認められます。発熱は1〜6日間続き，唾液腺の腫れは，まず片側から出現し，数日後に反対側が腫れることが多く，3〜7日で消失し，1〜2週間で治癒します。腫れた唾液腺には痛みがあり，食事などにより唾液が分泌されると痛みが増します。唾液腺以外にも，中枢神経系，膵臓，生殖腺（精巣や卵巣）などにも感染するため，無菌性（ウイルス性）髄膜炎，脳炎・脳症，精巣炎，難聴などの重い合併症を認める例もあります。ムンプスウイルスが感染しても，明らかな症状を認めない不顕性感染例も約30%みられます。そのため，発症者だけを隔離するだけでは感染拡大防止にはつながりません。

　罹患した場合の登園の目安は「耳下腺，顎下腺，舌下腺の腫れ（腫脹）が認められるようになってから5日経過し，かつ，全身状態が良好になっていること」です。

● 新型コロナウイルス感染症（ワクチンあり）

主な感染経路：飛沫感染，接触感染，エアロゾル感染

潜伏期間：約5日間

　新型コロナウイルスの感染により，発熱，頭痛，だるさ（倦怠感），鼻水・咳などの呼吸器症状，消化器症状，味覚異常，嗅覚異常などの症状が認められますが，無症状のまま経過する場合もあります。新型コロナウイルス感染症と診断された人のうち，重症化した人や死亡したした人の割合は，年齢によって異なり，若年者は低い傾向にあります。

　感染症対策としては，手洗いや手指消毒により手指を生活に保つこと，こまめな換気を行うことが有効です。新型コロナウイルスワクチンは，2023年9月20日時点で，生後6か月以上が接種対象となっています（臨時接種として実施）。

　罹患した場合の登園の目安は，「発症後5日経過し，かつ，症状が軽快した後1日経過すること」です。

　なお，新型コロナウイルス感染症に関する最新の情報については，政府からのお知らせを参照するようにしましょう。

③ 予防できる疾患に対する対策

　感染症の中には，予防接種によって発症を予防できる，あるいは，発症しても重症化を予防できるものがあります。また，内分泌疾患，先天代謝異常症の中には生後すぐに発見して治療を開始することにより，障害や突然死などを予防できるものがあります。先天的な聴覚障害に伴う発達への影響を最小限にすることを目的として，聴覚障害を生後早期に発見するためのスクリーニングも行われています。

〈予防接種〉

　予防接種の目的は，ワクチンを接種することによって，感染症を引き起こす病原体（細菌やウイルス）に対する免疫を獲得し，感染症の発症を予防する，あるいは，発症しても軽い症状ですむようにすることです。適切な時期に予防接種を行うことによって，感染症による死亡や後遺症などを減らすことができます。子どもたちは，病原体（細菌やウイルス）に対する免疫が弱く，また保育施設では子ども同士の密接な接触によって病原体が簡単に伝播します。子どもたちのケアを行う保育者にとっても職場での感染リスクは高いことから，保育者の免疫（感染症の抗体価）確認も欠かすことはできません。予防接種によって感染症の発症を予防し蔓延を防ぐことは，子どもたちの健康を守ることになります。

　ワクチンの種類は多く，接種の推奨期間が重なっていることから，予防接種の進め方に混乱が生じている場合もあります。予防接種スケジュールについて，かかりつけ医などと相談し，上手に計画を立てて接種を進めていく必要があります。

〈ワクチンの種類〉

●生ワクチン

　弱毒化した病原体（細菌またはウイルス）の少量を接種します。接種された病原体は体内で増殖して免疫反応を引き起こすので，1回の接種で比較的強い免疫を獲得できるという利点がある一方で，発熱や発疹などの全身的な症状が出現することもあります。

●不活化ワクチン

　病原体（細菌またはウイルス）を生成，無毒化・不活化処理した後，接種します。体内で増殖しないため，発熱などの全身的な症状は出現しませんが，免疫力を維持するためには，複数回の接種と時期を空けた追加接種が必要です。

●トキソイド

　病原体のもつ毒素を無毒化処理したものです。

〈予防接種の種類〉

●定期接種

　国が定期接種として定め，受けることを勧めているもので，市町村が実施します。公

費負担（個人負担は無料）で受けることができます。

● **任意接種**

　　費用が対象者負担となるもので，希望者が受けることができます。市町村によっては任意接種となっている予防接種に対して助成を出されていることがあります。

図表Ⅰ-4-3　予防接種一覧表

定期接種

予防接種名	含まれるワクチン	ワクチンの種類	標準的接種年齢	合計接種回数
肺炎球菌	肺炎球菌	不活化	2か月～	4回
インフルエンザ菌ｂ型（ヒブ）	インフルエンザ菌ｂ型	不活化	2か月～	4回
Ｂ型肝炎	Ｂ型肝炎ウイルス	不活化	2か月～	3回
DPT-IPV（4種混合）	ジフテリア（D）百日咳（P）破傷風（T）ポリオ（IPV）	不活化	2か月～	4回
BCG	結核菌	生（注射）	5か月～（12か月未満に接種）	1回
ロタウイルス	ロタウイルス	生（経口）	2か月～（15週未満に初回接種）	1価：2回5価：3回
麻疹・風疹混合（MR）（麻疹：はしか，風疹：三日ばしか）	麻疹ウイルス（M）風疹ウイルス（R）	生（注射）	Ⅰ期：1歳～Ⅱ期：5歳～（小学校入学前の1年間）	2回
水痘（みずぼうそう）	水痘ウイルス	生（注射）	1歳～	2回
日本脳炎	日本脳炎ウイルス	不活化	Ⅰ期：3歳～Ⅱ期：9歳～	4回
DT（2種混合）	ジフテリア（D）破傷風（T）	不活化	11歳～	1回
ヒトパピローマウイルス（子宮頸がんワクチン）	ヒトパピローマウイルス（HPV）	不活化	中学1年生女性（15歳未満に初回接種）	3回

任意接種

予防接種名	含まれるワクチン	ワクチンの種類	標準的接種年齢	合計接種回数
流行性耳下腺炎（おたふくかぜ）	ムンプスウイルス	生（注射）	1歳～	2回
インフルエンザ	インフルエンザウイルス	不活化	6か月～	13歳未満：2回13歳以上：1回

健康保険で接種

予防接種名	含まれるワクチン	ワクチンの種類	標準的接種年齢	合計接種回数
Ｂ型肝炎（母子感染予防）	Ｂ型肝炎ウイルス	不活化	①生直後②1か月③6か月	3回

（日本小児科学会が推奨する予防接種スケジュール（2023年4月改訂版）を参照して作成）
(https://www.jpeds.or.jp/uploads/files/20230710_vaccine_schedule.pdf)

第4章　子どもの病気の予防と適切な対応

図表Ⅰ-4-4　予防接種スケジュール

	2か月	3か月	4か月	5～8か月	9～11か月	12～15か月	16～17か月	18～23か月	2歳	3歳	4歳	5歳	6歳	学童期以降
インフルエンザ菌b型（ヒブ）	①	②	③			★④								
肺炎球菌	①	②	③			★④								
B型肝炎	①	②		③										
ロタウイルス	①	②	②―③											
4種混合	①	②	③			★	④							
3種混合												①	①	②
2種混合														①
ポリオ				①										
BCG				①										
麻疹・風疹						★①						②	②	
水痘						★①		②						
おたふくかぜ						★①						②	②	④
日本脳炎										①②	③		①	④
インフルエンザ					毎年（10，11月頃に）①②									13歳以降は①
ヒトパピローマウイルス（HPV）9価														①②

注記：
- ※百日咳予防目的で②は11～12歳の間に接種　※②は2種混合の代わりに接種可
- 11歳の時に1回接種
- ※ポリオ予防目的
- 小学校入学前の1年間（年長時）に2回目を接種
- 9～12歳の間に4回目を接種
- 13歳以降は①
- 中学1年生の間に2回接種（女子）
- ※①ロタリックス®（1価）：2回接種　※②ロタテック®（5価）：3回接種
- ※①はより5か月以上空ける　※②はより4か月以上空ける
- 5～7か月の間に接種
- 6か月から接種可

＊詳細は日本小児科学会推奨の予防接種スケジュールをご覧ください。

★ 1歳になったら、できるだけ早く接種

■定期接種　■任意接種

（日本小児科学会が推奨する予防接種スケジュール（保護者用）より引用）

〈予防接種における注意事項〉

● 予防接種をした当日は，いつもどおりの生活（入浴も含む）をすることができます。

● 予防接種当日は健康な状態でなくては接種できません。明らかな発熱（37.5℃以上）がある場合，重篤な急性疾患にかかっている場合には，健康状態が回復してから行います。以前にワクチンの成分で重篤なアレルギー反応（アナフィラキシー）を起こしたことがある場合には，接種不適当者と考えます。

● 心疾患，腎疾患，肝疾患，血液疾患などの基礎疾患がある場合や，けいれんを認めたことがある場合は，主治医の指示を仰ぎましょう。

● **接種間隔**

　　注射生ワクチンを接種後，次に生ワクチンを接種する場合は27日以上間隔を空ける必要があります。しかし，その他のワクチンの組み合わせの場合は接種間隔の制限はありません。複数のワクチンの同時接種については，接種できるワクチンの数に制限はなく，かかりつけ医などとよく相談するのがよいでしょう（厚生労働省：ワクチンの接種間隔の規定変更に関するお知らせ．https://www.mhlw.go.jp/stf/seisakunitsuite/bunya/kenkou_iryou/kenkou/kekkaku-kansenshou03/rota_index_00003.html）。

〈新生児マススクリーニング〉

　　知らずに放置しておくと，将来，障害が出たり，死に至る可能性がある病気があります。このような病気を生まれてすぐ（生後4〜6日）に検査し，みつけて治療することによって，知的障害や発達障害を予防する，あるいは，注意して日常生活を送ることで重い症状が出ないようにすることができる場合があります。日本では，1977年から5種類の疾患（先天代謝異常症（栄養素の利用障害）：5疾患）を対象として「新生児マススクリーニング」が開始されました。検査技術の進歩によって，現在では20種類の疾患（内分泌疾患（ホルモンの異常）：2疾患，先天代謝異常症：18疾患）を対象として行われています（**図表Ⅰ-4-5**）。生後すぐに発見し，ホルモンの内服薬や食事療法（特殊ミルクの使用など）による治療や，日常生活での注意点などの指導を早期から行うことによって病気の発症や進行を防ぎます。

図表Ⅰ-4-5　新生児マススクリーニング対象疾患

	分類	疾患名
内分泌		先天性甲状腺機能低下症
		先天性副腎過形成
先天代謝異常症	糖代謝異常症	ガラクトース血症
	脂肪酸代謝異常症	CPT-1 欠損症
		CPT-2 欠損症
		TFP 欠損症
		MCAD 欠損症
		VLCAD 欠損症
	有機酸代謝異常症	メチルマロン酸血症
		プロピオン酸血症
		イソ吉草酸血症
		グルタル酸尿症 1 型
		メチルクロトニルグリシン尿症
		ヒドロキシメチルグルタル酸尿症
		複合カルボキシラーゼ欠損症
	アミノ酸代謝異常症　など	フェニルケトン尿症
		メープルシロップ尿症
		ホモシスチン尿症
		シトルリン血症 1 型
		アルギニノコハク酸尿症

〈新生児聴覚スクリーニング〉

　　先天的な聴覚障害に気づかれない場合，耳からの情報が制限されるため，言葉の発達や，情緒，社会性の発達にも影響が出てきます。聴覚障害を早期に発見し，適切な支援が行われることで，聴覚障害による影響を最小限に抑えることを目的として，生後2～4日頃に簡易聴覚検査機器を用いた新生児聴覚スクリーニングが行われています。

第Ⅱ部

子どもの健康と安全

第1章　保育環境

1　望ましい保育環境とは

　子どもを取り巻く環境とは何か，子どもの健康に影響を与える環境要因にはどのような ものがあるかについては，第Ⅰ部で勉強しました。では，子どもを取り巻く環境の一つで ある望ましい保育環境とはどういう環境でしょうか？保育環境とは，保育施設の中で子ど もがかかわるすべての人・もの・場所・事象のことです。そして，その保育環境は，快適 であること，安全であることが大前提です。子どもが生活時間の多くを過ごす場を子ども にとって最もいい状態に整えておく必要があります。子どもは，心地よく安心して過ごせ る環境にいることで安定した生活ができ，健やかな発育，発達につながります。子どもは， 身体機能が未熟なので，病気になったり，事故やけがに遭わないように，特に衛生面や安 全面の環境を整えることが大切です。

　子どもの環境を整えるために，保育環境の整備については，児童福祉施設の設備及び運 営に関する基準や幼稚園設置基準に示されています。例えば，保育所は，児童福祉施設の 設備および運営に関する基準により，「子どもが，明るくて，衛生的な環境において，素 養があり，かつ，適切な訓練を受けた職員の指導により，心身ともに健やかにして，社会 に適応するように育成されることを保障すること」を目的として，①乳児または満2歳に 満たない幼児を入所させる保育所には，乳児室または，ほふく室，医務室，調理室および 便所を設けること，②満2歳以上の幼児を入所させる保育所には，保育室または遊戯室， 屋外遊戯場，調理室および便所を設けること，などが定められています。幼稚園について は，施設整備の基本的方針は，自然や人，ものとの触れ合いの中で遊びを通した柔軟な指 導が展開できる環境の整備，健康で安全に過ごせる豊かな施設環境の確保，地域との連携 や周辺環境との調和に配慮した施設の整備としています。幼稚園設置基準により，職員室， 保育室，遊戯室，保健室，便所，飲料水用設備，手洗用設備，足洗用設備の設置が定めら れています。自治体によっては，独自の保育環境の基準を設けているところもあります。

　このような基準は，よりよい環境を目指して，見直し・改善が検討されています。現在， 政府では保育士の配置基準の見直しも検討されているところですが，令和5（2023）年4 月1日に施行された児童福祉施設の設備及び運営に関する基準等の一部改正では，改正省 令により，以下2点が義務づけられました。保育所や認定こども園の送迎バスに置き去り にされた子どもが亡くなるという大変痛ましい事案など，重大事故が繰り返し発生したこ とが改正の背景にあります。

①園児等の通園や園外活動等のために自動車を運行する場合，園児等の自動車への乗降車の際に，点呼等の方法により園児の所在を確認すること。

②通園用の自動車を運行する場合は，当該自動車にブザーその他の車内の園児等の見落としを防止する装置を装備し，当該装置を用いて，降車時の①の所在確認をすること。

　衛生環境の基準については，学校環境衛生基準や保育所における感染症ガイドラインによる基準があります。こちらについては，「保育現場での衛生管理」（p.76）を参照してください。

図表 II - 1 - 1　幼稚園と保育所の基準の比較

幼稚園	保育所
【施設基準】 〔備えなければならない施設〕 ●保育室・遊戯室（兼用可） ●職員室・保健室（兼用可） ●便所 ●飲料水用設備 ●手洗用設備，足洗用設備 ●運動場 　運動場は，同一の敷地内又は隣接する位置に設けることを原則とする。 （幼稚園設置基準第8条第2項）	【施設基準】 〔備えなければならない施設〕 ●保育室または遊戯室（2歳以上） ●乳児室またはほふく室（2歳未満） ●医務室 ●便所 ●調理室 ●屋外遊戯場 　（近所の公園，神社の境内などで代替可）
【職員配置基準】 〔必要な職員の種類〕 ●必置職員 　園長，教諭，学校医 　学校歯科医，学校薬剤師 ●例外的に置かないことができる職員 　教頭 ●置くように努める職員 　養護教諭，養護助教諭，事務職員	【職員配置基準】 〔必要な職員の種類〕 ●必置職員 　保育士，嘱託医 ●例外的に置かないことができる職員 　調理員
〔職員配置数〕 1学級あたり専任教諭1人 （1学級の幼児数は，35人以下が原則）	〔職員配置数〕 0歳児：児童3人につき1人 1，2歳児：児童6人につき1人 3歳児：児童20人につき1人 4，5歳児：児童30人につき1人

図表Ⅱ-1-2　施設の概要

乳児室	乳児または満2歳に満たない幼児の保育室で，乳児1人あたり1.65平方メートル以上の面積が必要。保育に必要な用具を備えること。
ほふく室	乳児または満2歳に満たない幼児のうち，ほふくする乳幼児は1人あたり3.3平方メートルの面積が必要とされる。しっかり，はいはいすることができる環境を整える。保育に必要な用具を備えること。
保育室・遊戯室	子どもが生活，活動する部屋であり，子どもにとって，保育室と遊戯室は大切な役割を果たす。年齢，発達段階によって，運動機能も異なり，遊びの種類も変わるので，発育に応じて整備する。保育室・遊戯室は1人あたり1.98平方メートルの面積が必要で，玩具，遊具，机，椅子などが備えられていなければならない。
医務室，保健室	日常の診察や応急処置ができる場所で，病児が安静，休養，隔離ができるようになっていることが望ましい。
調理室，調乳室	人数に適した一定の広さがあり，調理，調乳，食器の洗浄，保管などができること。口にする食事を扱うため，衛生管理には十分配慮する。調理従事者は，健康診断を常時受け，食中毒の原因になるような菌の保菌者や寄生虫の保有者でないことを確認しておく。
便所，手洗い場	人数に適した数を設備し，清潔にしておく。子どもの成長に合わせた大きさの便器や手洗い場の高さを準備する。石けん，手指衛生用の擦式消毒剤などを備える。
浴室，沐浴室，シャワー	乳児用の沐浴室，幼児用の浴室，シャワー室が設けられていることが望ましい。安全に十分配慮し，清潔にしておく。
屋外遊技場	人数に適した一定の広さがあり，子どもが自由に遊び回れるように安全であることが重要である。芝や土のままの場所を多くし，花壇，小動物飼育の場などを設け，子どもが自然に親しめるようにする。

2　子どもの健康と安全管理

　子どもが安心して過ごすためには，子どもが過ごす環境が安全でなければなりません。子どもが集団で過ごす保育の場が安全でなければ，家族も安心して子どもを預けることができません。近年，保育現場に危機をもたらす原因として，保育年齢の低下と保育時間の長時間化が挙げられています。

・保育の年齢の低下

　特に近年は3歳以下の子どもの数が増えています。年齢が下がれば下がるほど，けがをしたり，病気になったりする子どもも多くなり，保育のリスクは上がります。

・保育時間の長時間化

　朝の7時〜夜の7時や8時まで，子どもが起きている時間のほとんどを保育園などで生活するような場合も少なくありません。つまり，それだけ，事故に巻き込まれる可能性や病気になる可能性は高くなります。長時間，家族から離れて過ごすことで子どもはストレスがたまりやすくなり，子ども同士のトラブルや喧嘩も多くなるといわれています。

〈個　別〉

　子どもへの配慮として，子どもの服装や子どもの体調に注意が必要です。子どもの服装については，子どもの動きを妨げないように必要以上の厚着は控えます。また，ひものついた服やフード，通園鞄などは遊具に引っかかる危険性があります。また，履物にも注意が必要です。裸足であれば，足をけがしないように，危ないものが落ちていないかを見る必要がありますし，滑りやすい靴やまた，逆につっかかるようなゴムのサンダルも転倒の危険性があります。次に子どもの体調ですが，子どもは体調が悪い時や疲れが出ると，注意力や集中力が低下します。大人でもそうですね。また，家族から離れて過ごすことでのストレスや家庭でのストレスを抱えている場合もあります。そのようなストレスのある状態では，注意力や集中力が低下したり，危険な行動をとるかもしれません。

　個々の子どもが，どのような服装をしているのか，どのような心身の体調でいるのかについては，注意して保育を行う必要があります。

〈集　団〉

　集団の健康と安全管理のためには，危険なもの，事故の原因になるようなものを取り除くことは大切です。しかし，何もかも取り除いてしまうことは，子どもの成長，発達を促すためによくありません。子どもは遊びを通して，危険を伴いながらも挑戦を繰り返して，身体的，精神的，社会的に成長していきます。危ないからという理由で，遊びの幅を狭めてしまっては，子どもが自ら危険を察知し，身を守る力が育ちません。子どもを危険から遠ざけるのではなく，子どもが自ら危険を回避できる力が育つようにかかわる必要があります。このような力を育むのは，保育の現場だけではありません。安全教育の基本は，家庭で子どもと保護者が学ぶことにあります。自宅でどのような安全管理がなされているのか，どのように安全教育をしているのかも踏まえて，保護者とともに子どもの力を高める安全管理に努めるとよいでしょう。

　また，集団の安全管理に欠かせないのは，防災・防犯教育です。防災訓練は地域の特性や実態に合わせて，実践的な内容で実施するのがよいでしょう。また，地域や保護者を巻き込んで，ともに子どもの安全管理を考えることが大切です。避難経路や避難場所，家族との連絡方法を確認しておきましょう。昨今，不審者の侵入などの可能性も高くなり，保育所や幼稚園も保育中は門を施錠し，インターホンを使用して，出入りする人を管理しています。知らない人をみかけたら，どう対応するのかについても子どもへの指導が必要です。安全教育は，いざという時に安全性の高い行動をとるために重要なことです。

参考文献

・牧野桂一：保育現場における安全管理と危機管理のあり方．筑紫女学園大学・筑紫女学園大学短期大学部紀要　8：189-201，2013.
・児童福祉施設の設備及び運営に関する基準．(https://elaws.e-gov.go.jp/document?lawid=323M40000100063)

第2章　保育における健康安全管理の実際

1　保育現場での衛生管理

　保育環境の環境整備については，保育所保育指針，児童福祉施設の設備及び運営に関する基準や学校保健安全法にその意義や注意点が示されています。年齢の低い子どもほど，環境に適応する力は弱いので，環境の影響を受けやすくなります。

　乳幼児は，身体機能が十分に発達していないため，体温調節も外からの影響を受けやすく，低体温やうつ熱になりやすいです。保育者が部屋の温度や湿度をこまめに確認したり，子どもの衣服を調節し，適切な環境を保つことが重要です。その他にも日常的に管理する必要のあるものをこの章ではいくつかピックアップしています。これらの基準が守られているかを，日常的に点検する必要があります。

〈環境衛生の基準〉

	室内温度は，冬期18〜20℃，夏期25〜28℃が適当とされている。空調設備を使用して，適切な温度が保てるようにする。また，乳児は床と接することが多いので，床付近の温度にも注意が必要である。
	湿度は，30%以上80%以下が望ましいとされている。人が快適であるためには，50〜60%が最も望ましいとされている。加湿器を使用する際は，水タンクの清潔も含めて，こまめにメンテナンスをする必要がある。
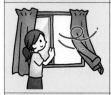	換気は感染予防のためにも大切です。保育室は1時間に2回以上換気するとされている。特にガスや石油などの冷暖房を使用している場合は，一酸化炭素中毒の危険があるため，定期的な換気は重要である。CO_2濃度は0.07%以下に保つように換気をする。
	保育室やそれに準ずる場所の照度の下限値は300ルクスとされている（ルクスとは，照明に照らされた部屋の明るさを示す単位）。保育室，黒板の照度は500ルクス以上が望ましいとされている。あおむけで過ごすことが多い乳児については，蛍光灯の真下に寝かさないなど配慮する。
	保育室は外からの騒音の影響を受けないことが望ましい。窓を閉めている時は50デシベル以下，窓を開けているときは55デシベル以下であることが望ましい（デシベルとは，音の強さ，大きさを示す単位）。 行事などで，スピーカーを使用する場合や，子どもの歓声が近隣への騒音となる場合もあるので，注意が必要である。

〈職員の衛生について〉

　保育者の頭髪，服装，爪などが不衛生にならないようにします。また，保育者は普段から体調管理に注意し，風邪の症状や下痢，嘔吐などがあった場合は，速やかに受診します。保育者が子どもにけがをさせることや病気をうつすことのないように日頃から注意をしましょう。また，保育中の手洗いは感染予防にとても大事なことです。子どもに触れる前後，食事の前後などこまめに手洗いをするようにしましょう。

〈室内の衛生管理〉

　室内の清掃を日々することは当然ですが，定期的に大掃除も行う必要があります。ハエ，ゴキブリ，ネズミ，蚊などの害虫駆除に努めます。

　特に保育室は，子どもが1日の大半を過ごす場所です。室内の清掃，整頓は重要です。床は0.02％次亜塩素酸ナトリウム消毒液で清掃します。机，本棚，窓なども毎日清掃します。

　おもちゃは，よだれや吐物で汚染しやすいので，洗浄・消毒ができるものが望ましいです。その都度，洗い，乾燥させます。ぬいぐるみは衛生上，管理がしにくいので，集団で使用するのは望ましくないかもしれません。しかし，使用する場合は，定期的に洗濯し，週1回程度，日光消毒をします。

　寝具は，衛生的なものを使用し，カバーの洗浄と布団の乾燥を定期的に行います。尿，糞便，吐物などで汚れた場合は消毒します。

　食事やおやつ時には手洗いをしっかり指導します。衛生的な配膳と下膳，テーブルなどの衛生管理に努めます。食器は個別使用とし，共有しないようにします。食後はテーブルや床などの清掃を行います。食事やおやつを準備する職員は，エプロン，帽子，マスクなどを着用し，手洗いをきっちりします。調理器具や食器も清潔に保管します。ミルクの使用開始日はきちんと書いておき，衛生的に保管します。ミルクは作り置きをせず，その都度作るようにしましょう。

　保育室の床，食器や衣類の消毒には次亜塩素酸ナトリウムを主に使います。その他，手指の消毒には，逆性石けん，便器やトイレのドアノブなどには消毒用アルコールなど用途に合わせて消毒液を使います。

● 嘔吐物などの処理

　尿，便，嘔吐物などには，感染源となるウイルスや細菌が含まれている場合があります。すばやく取り除き，0.1％濃度の次亜塩素酸ナトリウムで消毒することが必要です。以下の3点に気をつけましょう。

　　・周りにいる子どもが嘔吐物などに触れないようにする

　　・換気する

　　・使い捨てエプロン，マスク，手袋を着用し，処理が終わったらすぐにビニール袋に

入れて処分する

〈屋外の衛生管理〉

　屋外遊技場や園庭では，猫や鳥の糞尿などは速やかに除去します。害虫駆除に努めましょう。砂場は定期的に掘り返し，乾燥と日光消毒で衛生的に保ちます。使用しない時はシートで覆い，猫や鳥などの糞が入らないようにしましょう。

　プールについては，衛生管理を行わないと感染症発生の場となります。水質の管理は重要です。気温，水温，透明度，pH値，遊離残留塩素を毎時間測定し記録します。気温と水温を足して50℃以上が望ましいとされています。プールの水質は飲料水の基準とするのが望ましく，遊離残留塩素濃度を0.4mg/Lから1.0mg/Lに保ちます。

〈子どもへの衛生指導〉

　日常の保育を通して，子どもに基本的な清潔習慣が身につくようにかかわる必要があります。特に感染予防のためにも手洗いが大切です。手洗いの正しいやり方を指導し，いつどのタイミングで手洗いをするのがよいのかを子どもが理解できるようにかかわりましょう。

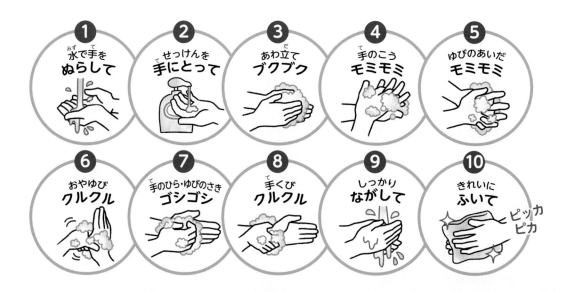

2　事故防止と安全対策

　子どもの不慮の事故による死亡は常に子どもの死因の上位を占めており，毎年300人以上の子どもが不慮の事故で亡くなっています。窒息，溺水，転倒・転落，やけど，交通事故など，さまざまな事故がありますが，子どもの発達に伴い運動機能や行動範囲が変化するため，年齢あるいは月齢によって発生しやすい事故も異なってきます（図表Ⅱ-2-1〜4）。

図表Ⅱ-2-1　年齢別子どもの死因順位（2022年）

	第1位	第2位	第3位	第4位	第5位
0歳	先天奇形，変形，及び染色体異常	周産期に特異的な呼吸障害及び心血管障害	不慮の事故	妊娠期間及び胎児発育に関連する障害	乳幼児突然死症候群
1～4歳	先天奇形，変形，及び染色体異常	不慮の事故	悪性新生物（腫瘍）	心疾患	肺炎
5～9歳	悪性新生物（腫瘍）	先天奇形，変形，及び染色体異常	不慮の事故	その他の新生物（腫瘍）	心疾患
10～14歳	自殺	悪性新生物（腫瘍）	不慮の事故	先天奇形，変形，及び染色体異常	心疾患
15～19歳	自殺	不慮の事故	悪性新生物（腫瘍）	心疾患	先天奇形，変形，及び染色体異常

（厚生労働省：令和4年 人口動態統計月報年計（概数）の概況. 2023を参照して作成）

図表Ⅱ-2-2　不慮の事故の死因別死亡者数（年齢別比率）（平成29年～令和3年）

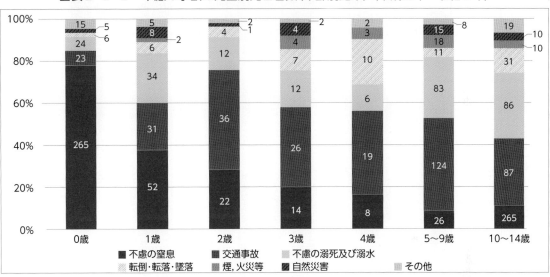

（消費者庁：子どもの不慮の事故の発生傾向. 厚生労働省：人口動態調査（令和5年3月29日）より引用）

図表Ⅱ-2-3　年齢別の事故発生場所（平成29年～令和3年）

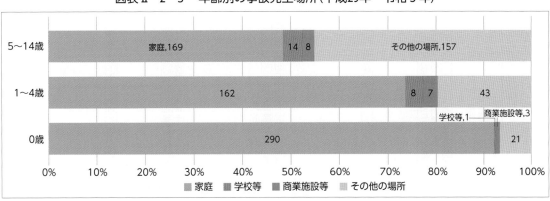

（消費者庁：子どもの不慮の事故の発生傾向. 厚生労働省：人口動態調査（令和5年3月29日）より引用）

図表Ⅱ-2-4　子どもの発達と起こりやすい事故

子どもは運動機能の発達とともに、いろいろなことができるようになります。その一方で、さまざまな事故にあうおそれが出てきます。起こりやすい主な事故が、発生しやすい時期の目安を矢印の目安で記載しました。

年齢の目安： 誕生／3か月／4か月／5か月／6か月／7か月／8か月／9か月／10か月／11か月／1歳／2歳／3歳／4歳／5歳／6歳

発達の目安
- 首がすわる　足をバタバタさせる
- 離乳食を始める　寝返りをうつ
- 一人座り　寝返りをうつ
- ハイハイをする　指で物をつかむ
- つかまり立ち　指で物をつかむ
- 一人歩き　走る　その場でジャンプ
- 階段を登り降りする　その場でジャンプ　高い所へ登れる

主な起こりやすい事故

窒息・誤飲事故
- 〈就寝時の窒息事故〉
- ・うつぶせで寝て、顔がやわらかい寝具に埋もれる
- ・掛布団、ベッド上の衣類、ぬいぐるみ、スタイなどで窒息
- ・ベッドと壁の隙間などに挟まれる
- ・家族の身体の一部で圧迫される
- ・ミルクの吐きもどしなどによる窒息
- ・食事中に食べ物で窒息
- ・ボタン電池、吸水ボール、磁石などの誤飲
- ・医療品、洗剤、化粧品などの誤飲　・タバコ、お酒などの誤飲
- ・おもちゃなど小さな物で窒息
- ・包装フィルム、シールなどの誤飲
- ・ブラインドやカーテンのひもなどによる窒息

水まわりの事故
- ・入浴時に溺れる
- ・浴槽へ転落し溺れる
- ・洗濯機、バケツや洗面器などによる事故
- ・海や川での事故、ため池、用水路、排水溝、浄化槽での事故

やけどなどの事故
- ・お茶、みそ汁、カップ麺などでのやけど
- ・暖房器具や加湿器のやけど
- ・ベビーベッドやおむつ替えの台からのやけど
- ・電気ケトル、ポット、炊飯器でのやけど
- ・調理器具やアイロンでのやけど
- ・ライター、花火によるやけど

転落・転倒事故
- ・大人用ベッドやソファからの転落
- ・抱っこひも使用時の転落
- ・ベビーカーからの転落
- ・椅子やテーブルからの台からの転落
- ・階段からの転落、段差での転倒
- ・ベランダなどからの転落　・窓や出窓からの転落
- ・遊具（すべり台、ジャングルジム、ブランコなど）からの転落
- ・ショッピングカートから転落
- ・ペダルなし二輪遊具、キックスケーターなどでの転倒

関連の自動車事故
- ・チャイルドシート未使用による事故
- ・車内での熱中症
- ・エスカレーター、エレベーターでの事故
- ・車のドアやパワーウインドに挟まれる事故
- ・子ども乗せ自転車での転倒
- ・自転車に乗せた子どもの足が後輪に巻き込まれる、スポーク傷
- ・道路上などでの事故
- ・機械式立体駐車場での挟まれ事故

挟む・切る・その他の事故
- ・テーブルなどの家具で打撲
- ・カミソリ、カッター、はさみなどの刃物でのケガ
- ・小さな物を鼻や目に入れる
- ・キッチン付近で包丁、ナイフでのケガ
- ・ドアや窓で手や指を挟む
- ・タンスなどの家具を倒して下敷きになる
- ・ドラム式洗濯機での事故
- ・歯みがき中に歯ブラシでの喉突きなどの事故

（消費者庁：子どもを事故から守る！事故防止ハンドブック（2023年1月）. p.2-3 を参照して作成）

〈屋内で起こりやすい事故〉

●窒　息

　寝返りができない乳児では，まくらややわらかい寝具に顔が埋もれることによる窒息，掛布団・よだれかけ・ぬいぐるみなどでの窒息，ミルクの吐きもどしによる窒息などの危険性があります。硬めの寝具を使用する，寝ている子どものそばに口や鼻を覆う可能性があるものを置かない，授乳後はげっぷをさせてから寝かせるなどの対策が必要です。

　自分で移動でき，興味のある物に手を伸ばすことができるようになると，手に届く物は何でも口の中に入れるようになります。おもちゃなど口に入る小さな物による窒息の危険性も出てきます。子どもが口の中に入れることができるサイズかどうかをチェックし（**図表Ⅱ-2-5**　巻末付録チャイルドマウス p.183），口に入る大きさの物は手の届く場所に置かないなどの対策が必要です。ブラインドやカーテンのひもが首に絡まることによる窒息の危険性もあることから，ひもを手の届かない位置でまとめましょう。ナッツや飴を誤飲すると気管支に入る場合もあるため，3歳頃まではナッツなどを食べさせないようにしましょう。

図表Ⅱ-2-5　誤飲できるサイズ

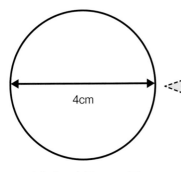

4cm

実物大：直径4cmの円

生後5か月を過ぎると子どもは何でも口に入れるようになります。子どもの手の届くところに，口に入る大きさの物があれば，誤って飲み込む（誤飲する）可能性があります。子どもの口の大きさは約4cmです。
"左の円より小さな物"は，子どもが口に入れると，誤飲し窒息する危険性があります。

●誤　飲

　ボタン電池，磁石などの誤飲によって食道や胃，腸管の粘膜の損傷，狭窄や閉塞が起こる危険性があります。医薬品・洗剤・化粧品の誤飲で重大な症状を引き起こしたり，酒・タバコなどの誤飲によって中毒症状を引き起こしたりする場合もあります。これらは子どもの目に触れない場所，手の届かない場所に保管しましょう。電化製品に入っている電池（ボタン電池も含む）の取り出し方法（子どもが簡単に取り出せるかどうか）

についても確認し，取り出せないようにするなどの対策も必要です。

● 転　落

　　乳児期にはベビーベッドやおむつ交換台からの転落する危険性があります。寝ている
からと安心していても，予想外に動いてしまう場合も少なくありません。特にベビー
ベッドやおむつ交換台など高さのある場所をおむつ交換などで使用する際は，子どもか
ら目を離さない，ベッド柵などを下げたまま台のそばを離れないようにしましょう。

　　つかまり立ちや伝い歩きができるようになると，自分でよじ登った椅子やソファから
の転落，階段からの転落などの可能性が出てきます。さらに，1歳を過ぎると窓やベラ
ンダから転落する危険性もあります。危険な場所には転落防止の柵を付けて閉め忘れな
いようにする，窓やベランダに踏み台になるような物を置かないなどの対策が必要です。

● 転　倒

　　歯ブラシや箸，フォークなどをくわえたまま，あるいは手に持ったまま歩いたり走っ
たりすると，喉を突く危険性があります。喉を突く可能性のある日用品を持ったまま，
歩いたり走ったりさせないようにし，歯磨きは座ったままさせましょう。

● やけど

　　乳児期〜2歳頃にかけては，お茶，カップ麺，電気ケトルなどを倒すことによるやけ
ど，電気ケトルや炊飯器，加湿器の蒸気の吹き出し口に近づくことによるやけどなどの
危険があります。子どもの手の届く場所に置かないようにすることが基本的な対策です
が，テーブルの上に置いてあっても，テーブルクロスやコードを引っ張ることにより倒
れ，やけどをすることがあります。

　　床に置くタイプの暖房器具を使用する場合は，直接触れないように安全柵で囲むなど
の対策を立てましょう。暖房器具に接触することによるやけどでは，長時間同じ部位に
触れることによる低温やけどの可能性も念頭におきましょう。

　　2〜3歳以降になるとライターなどでの火遊びによるやけど・火事の危険性がありま
す。ライターなどを子どもの目に触れない場所に保管する，子どもが操作できないよう
な幼児対策機能を有するライターを使用するなどの対策を行いましょう。

● 溺　水

　　大人と一緒に入浴中でも，少し目を離した間に溺れる場合もあります。また水を張っ
たままの浴槽や洗濯機をのぞき込んで転落し溺れる危険性があります。使用後は浴槽や
洗濯機の水を抜くようにしましょう。

〈屋外で起こりやすい事故〉

●転　落

　0〜1歳には抱っこしている際の落下，抱っこひも使用時の転落，2歳頃までベビーカーやショッピングカートからの転落の危険があります。抱っこひもやベビーカー，ショッピングカートは，それぞれの使用方法を守って，安全に使用しなければなりません。

　2歳を過ぎると，遊具（ブランコ，ジャングルジム，すべり台など）からの転落の危険性があります。幼児期に遊具で遊ばせる際は，大人が付き添って目を離さないようにし，遊具それぞれの使い方を守らせるようにしましょう。

　また遊具からの転落の場合，服のひもが絡まったり，カバンが引っかかったりして首つりの状態となり窒息する可能性もあります。服装やカバンなどの持ち物にも注意が必要です。

●溺　水

　ビニールプール・プール，川や海，ため池や排水溝などで溺れる危険性があります。わずか10cmの深さでも溺れる恐れがあります。

●交通事故

　自転車に関連した事故では，子どもを乗せた自転車の転倒，自転車に乗せた子どもの足が後輪に巻き込まれる事故（スポーク外傷）があります。ヘルメットを着装させる，子どもを乗せたまま自転車から離れない，足を巻き込まないようにするためにガードの設置などの対策が必要です。

　道路への飛び出しに対する対策としては，道路上や道路の近くで遊ばせない，交通ルールを教えるなどを実践しましょう。子どもの視野を体験しどのように危険を知らせたらよいかがわかる「チャイルドビジョン（幼児視界体験メガネ）」（巻末付録 p.182）など活用するのもよいでしょう。

●自動車内での事故

　チャイルドシートを使用せず子どもを抱きかかえたまま乗車したことによる急停止や衝突の際の事故，ドアやパワーウインドウに顔や手が挟まれる危険性があります。チャイルドシートの正しい使用，ドアや窓を閉める際の確認，子どもが自分で開閉操作できないようにするロック機能を活用しましょう。また，車内に子どもを残したまま車から離れると，車内の気温が上昇し熱中症になる危険性があります。ほんの短い時間であっても子どもだけを車の中に残しておかないようにしましょう。

③ 災害への備えと危機管理

災害はいつどこで起こるかわからないものですが，地震などその地域ではいずれ起こることがある程度想定されるものや台風による水害・風害などの少し前には予測できるものもあり，平時からの対策（備え）が必要です。

〈災害対策計画・業務継続計画の整備〉

児童福祉施設等は消防法に基づき防火管理者の選任と非常災害に関する具体的な計画（防災計画）の策定が義務づけられています。"この計画では，火災に対処するための計画のみではなく，火災，水害・土砂災害，地震等に対処するための計画を定めることを想定しており，必ずしも災害ごとに別の計画として策定する必要はないが，水害・土砂災害，地震等地域の実情にも鑑みた災害にも対処できるものとする"（平成28年厚生労働省雇用均等・児童家庭局通知）とされており，立地条件に合わせ想定される災害に対処できる災害対策計画を整備します。また，児童福祉施設の設備及び運営に関する基準により，"感染症や非常災害の発生時において，利用者に対する支援の提供を継続的に実施するための，及び非常時の体制で早期の業務再開を図るための計画を策定し，当該業務継続計画に従い必要な措置を講ずるよう努めなければならない"（令和4年厚生労働省令第92号）とされており，業務継続ガイドラインなどを活用し，業務継続計画（BCP）の整備に務めます。

〈避難行動マニュアルの作成と訓練〉

災害発生時の避難にあたっては，水害・土砂災害を含む各種災害に備えた十分な対策を講じる必要があるとされ，"児童福祉施設等の管理者を含む職員は，日頃から，気象情報等の情報把握に努めるとともに，市町村が発令する「避難準備情報」，「避難勧告」等の情報については，確実に把握し，利用児童等の安全を確保するための行動をとるように"（平成28年厚生労働省雇用均等・児童家庭局通知）務めます。消防などの関係機関の協力を得て，災害発生時の役割について，責任者や連絡係，子どもの誘導係，安全確認係などの分担を明確にし，発災の時間帯に合わせた具体的な場所・経路・方法を含めた避難行動マニュアルを作成します。児童福祉施設などでは，"非常災害に対する具体的計画を立て，これに対する不断の注意と訓練をするように努めなければならない"とされ，"避難および消火に対する訓練は，少なくとも毎月1回は，これを行わなければならない"とされています（児童福祉施設の設備および運営に関する基準）。

〈子どもや保護者への安全教育〉

職員だけではなく，子どもや保護者に対する常日頃からの安全教育も重要です。子どもへは，発達レベルや力に応じた方法で，危険の認識や災害発生時の約束事についての理解

を促し，保護者と共有しておきます。具体的な自分の身を守るための技術（施設内外の危険な場所や頭部を外傷から守る方法など）を教えておくことが大切です。また，災害時に子どもを安全に保護者のもとに引き渡すためには，保護者の協力が不可欠であり，職員と保護者のチームワークが重要になります。

〈地域の人たちとのつながり〉

大規模災害時には，職員だけでは人手が足りずに地域の人などの力を借りなければ子どもたちの安全を確保できないことや，施設を地域の人たちも含めた一時的な避難場所として使用する必要が生じることもあります。職員は常日頃から地域とのコミュニケーションを積極的にとるように心がけ，地域の防災訓練などの行事にも参加するなどして，地域の人たちに見守られる，いざという時にともに助け合える施設になることを目指したいところです。

〈災害後にみられる子どもの反応〉

災害後にみられる子どもの通常の反応を**図表Ⅱ-2-6**に示します。幼少児では嘔吐・腹痛・遺尿などの身体症状や言語の退行，分離不安が目立つことも多くなります。これらの反応は，通常は最初の数週間程度で軽快しますが，1か月以上持続したり，数か月の潜伏期を経て出現したりすることもあります。また，恐ろしい体験をした後には時間の概念が曖昧となりやすく，災害体験については無理に話すことを促さないようにして，「恐ろしい体験は過去のものであり，今は安全である」ということを十分に認識させることが大切です。

図表Ⅱ-2-6　災害後にみられる子どもの反応

① 表情が少なく，ボーッとしていることが多い。
② 食欲がなく，何もする気が起こらなくなる。
③ 感情的に高揚する。
④ 災害に関連するものを避けようとする。
⑤ 災害遊びや悪夢などで災害時の体験を思い出して不安になる。
⑥ 不眠・夜泣き・落ちつかない・いらいらする・小さな物音に驚くなど過度に覚醒する。
⑦ 甘えがひどくなったり，遺尿などの退行(赤ちゃん返り)をするようになる。
⑧ 登園しぶり・後追いなどの分離不安を示す。

（北山真次：災害時の心のケア．小林陽之助 編：子どもの心身症ガイドブック．p.209-213，中央法規出版，2004
より改変）

〈災害時の心の危機対応〉

子どもたちを危機から守るために重要なのは，正しい情報と正しい知識です。災害後の子どものメンタルヘルスを維持するためには，**図表Ⅱ-2-7**のような対応が原則となりま

す。大人でも何が起こっているのかがわからないと対応法も考えようがなく不安になりますが、子どもでは理解力の関係からより不安が強くなってしまいます。見守ったり、寄り添ったり、抱きしめたりして、子どもを独りにしないようにします。保護者自身も被災者である場合が多く、保護者の悩みを傾聴することも大切で、子どもがこれまでと違った行動をするようになっても、異常なこととは捉えず、通常ではない体験に対する通常の反応であるということを理解してもらうようにします。子どものメンタルヘルスを保つには、子どもが安心することのできる環境が不可欠であり、そのためにはまわりの大人の安定がまず必要で、日常生活再建への支援を含む家族への支援という視点をもって対応していきます。

図表Ⅱ-2-7　災害後の子ども対応の原則

① 保護者に安心感を与える。
② 子どもが表現しやすい状況を整える。
③ 子どもの身体症状を認める。
④ 子どもの退行・分離不安を受けいれる。
⑤ 子どもに安全感を与える。
⑥ 家族あるいはコミュニティ全体を支援する。

(北山真次：災害時の心のケア．小林陽之助 編：子どもの心身症ガイドブック．p.209-213, 中央法規出版, 2004より改変)

〈大規模災害後の対応〉

　大規模災害後は、通園の施設ではしばらくの間休園となることが多くなりますが、子どもたちが安心して遊び・育つ場所として、できるだけ早い時期の再開が望まれます。子どもは不安な気持ちを遊びの中で表現したり、話をしたりして、通常ではない体験を過去の記憶として整理していきます。早期に日常の生活に移行できることが、子どもだけではなく、保護者にも心の危機への対応として役に立ちます。

　災害時の危機管理は、その超急性期においては、平時に培われた関係性の中で成立するといっても過言ではなく、平時のさまざまなネットワークを充実させておくことが大切です。

参考文献

・北山真次：災害時の心のケア．小林陽之助 編：子どもの心身症ガイドブック．p.209-213, 中央法規出版, 2004.
・経済産業省：想定外から子どもを守る―保育施設のための防災ハンドブック. 2013.（https://bosaijapan.jp/library/想定外から子どもを守る―保育施設のための防災ハ/）
・北山真次：災害時の対応．日本小児心身医学会 編：初学者のための小児心身医学テキスト．p.334-338, 南江堂, 2018.

第3章　子どもの体調不良などへの対応

1　子どもの主な症状への対応

〈発　熱〉

● 発熱の原因

　　発熱の原因の多くはウイルス感染です。そしてウイルス感染はほとんどが自然に治ります。その中でも喉や鼻にウイルスが感染し，咳や鼻水が出現した場合をかぜといいます。一方，一般的なウイルスによる感染全般をかぜといったり，おなかにウイルスが感染して下痢や嘔吐を呈した場合もお腹のかぜと表現したりする場合もあります。

● 治　療

　　ウイルス感染による発熱は，ほとんどが自然に治ります。むしろ，ほとんどのウイルスには薬は効かず自然と治るのを待つしかないのです。特定の薬が存在しているインフルエンザウイルスでさえ，薬を使わなくても自然に治ることがほとんどです。

　　よってほとんどの発熱には薬は効かないので子ども自身の免疫力で治します。そのために必要なことは十分な栄養と休養をとることです。水分をしっかりとってよく休むことが一番の治療になります。

● 発熱時の栄養

　　かぜを治すためには栄養が必要という思いから頑張って食事を食べないといけないと思われるかもしれませんが，体がつらい時に無理に食事をする必要はありません。熱がある時にはなかなか食事は喉を通らないものですし時には嘔吐することもあります。これは熱によって消化機能が落ちているせいです。熱がある時にはまず，水分，それも水やお茶ではなく，糖分と塩分が入ったものを飲むようにします。体の水分組成により近いものとしては，経口補水液（OS-1® など）が適していますが，体の組成に近い分，甘さ控えめで塩分が多めです。よって，子どもにとってはおいしくないと嫌がる場合があるので，嫌がるようであればジュースでも構いませんが，経口補水液のほうが効率よく吸収されるためより体のバランスは崩れにくいので，飲めるようであれば積極的に経口補水液を飲むようにしましょう。

● 発熱時の受診の目安

　　まずは自宅でゆっくり療養することが回復への早道です。病院への受診は子どもにとっては大きなストレスであり体力消耗にもつながります。熱があってもある程度の活気があり水分や睡眠がとれているうちは自宅療養し，ぐったりしていたり呼吸が苦しそ

うだったり，水分や睡眠もとれないような場合は迷わず受診するようにしましょう。

　一方で，周囲の流行や公衆衛生的な理由で病院での検査を勧める場合もあるかもしれません。しかし，多くの発熱は上述したように自然に治りますので，ご家族に受診を勧める必要があるか慎重に考え伝えるようにしましょう。

● **発熱時の環境**

　熱の上がり始めは体が筋肉などを震わせて熱を産生しているので，寒く感じ身体が震えることがあります。いわゆる悪寒というものです。この場合は，衣類や布団などで体を温めてあげてください。体が温まりきって手足が熱くなりだした場合は，いつまでも厚着をしていると今度は汗をかきすぎて脱水が進行してしまいますので，この際には熱が放散しやすいような薄手の衣類や掛物にしてあげましょう。

● **園での対応**

　ウイルス感染はほとんどが自然に治りますが感染力が強いものが多いです。児に自宅で落ち着いて休養をとらせるという意味に加えて，他の子にうつらないようにするという意味でも，まずは保護者に連絡し，迎えに来てもらいましょう。

　ただし，保護者に連絡する際には，他の子にうつらないためにという理由を強調する

🩺 医師のワンポイントアドバイス

● **解熱剤の考え方**

　発熱には，栄養と休養をとることが回復への一番の近道です。休養という意味では，解熱剤も有効です。発熱は体が体内の免疫を活性化させるためにわざと起こしている現象でもあるので，それを薬で下げるのはいけないという意見もあります。確かに，発熱があっても子どもが元気そうであれば無理に薬で熱を下げる必要はありませんが，発熱があることでぐったりしたりつらそうだったりした場合は，熱による体力消耗のほうが問題になってしまいます。体力消耗が進行してしまうと勝てるウイルスにも勝てなくなってしまいますので，熱がありつらそうな場合は解熱剤を使って，体温が少しでも下がり元気が出た隙に，水分補給をし，しっかり睡眠をとり，ウイルスに勝てるような体力を蓄えてください。

● **抗生剤の考え方**

　一般的にかぜ薬といわれるものや病院で処方されるかぜ薬でさえ，直接ウイルスを退治するものではありません。かぜには抗生剤を使わなければいけないというのは大きな間違いで，かぜの原因となるウイルスには抗生剤の効果はなく，そればかりか下痢などの副作用が出たり，耐性菌を増やしてしまったりといいことがありません。「心配だから」「念のため」という理由だけで抗生剤を内服させることはくれぐれも避けましょう。

● **入浴**

　熱があっても元気であれば入っていただいて構いません。というのも発熱の多くの原因であるかぜのウイルスは乾燥した環境が大好きなので，お風呂の湿度の高い環境で鼻や喉を潤わせることはウイルスを退治するのにとても有効です。ただ，熱があってぐったりしている場合は，入浴することで体力消耗や脱水が進行してしまう恐れがあるので，控えましょう。

と保護者の中には「帰らされた」という感情をもたれる方もおられるので，お子さんの治療のためには，自宅療養が最適であるという理由を強調したほうが，保護者も前向きにお迎えに来ることができるでしょう。

ただ，そうはいってもすぐには来られない保護者も多いと思いますので，保護者のお迎えに時間がかかるようでしたら，まずは安静にさせるためにも他の児とは隔離し，水分補給を行います。そして寒さを感じたり手足が冷たくなっていたりしているようならその間はしっかり保温しましょう。

● **発熱時の注意点**

熱の原因として最も多いのは自然に治るウイルス感染なのですが，まれにウイルス感染でも悪化してしまう場合や抗菌薬を要する細菌の感染，さらには感染症以外の病気の場合もあります。そこで，病院を受診する目安としては，熱が続く場合，もしくは呼吸が苦しそう，意識がおかしい，ぐったりしている，水分もほとんどとれず半日ほど尿が出ない，などの症状があれば，自然に治るようなウイルス感染ではない可能性があるので，一度小児科医の診察を受け，治療の判断を仰ぐといいでしょう。

また，3か月未満の場合にも注意が必要です。3か月未満の子どもの発熱でもウイルス感染が原因で何もしなくても治ることはありますが，母体の免疫が残っている分，年長児よりはウイルスに罹りにくいため，発熱の原因がウイルスである可能性が下がります。また，状態悪化のスピードも早いため，3か月未満の児が発熱してしまった場合は，小児科医の診察を受けましょう。

〈けいれん〉

けいれんをしている子どもをみると，医療従事者であっても経験が浅いうちは慌ててしまいます。ですので，医療経験のない保育者が慌ててしまうのは当然です。しかし，けいれんの対応として最も大事なことは「落ち着くこと」です。落ち着いてけいれんの様子を観察してください。

けいれんをしている児を発見した際には，「慌てて当然」「誰でも慌てるんだ」と思いながらまずは気持ちを落ち着かせて，周囲にぶつかるようなものがない安全な場所に寝かせてから児をよく観察してあげてください。観察のポイントとしては，

①けいれんが始まった時の様子

②けいれんの持続時間

③けいれん時の手足や顔の動き

④視線は合うか，合わなければ目はどちらかに寄っているか

⑤自然におさまった場合はおさまった後の様子

などです。これらの情報が，病院に行った時の診断にとても役立ちます。

多くのけいれんは5分以内におさまりますので，まずは落ち着いてけいれんを観察することが重要です。慌てて救急車を呼んだ結果，電話している間にけいれんがおさまり，どんなけいれんでどれくらい続いたかわからなかった，という場面によく遭遇します。また，園などでけいれんが起こった場合は，実際けいれんを見ていた保育者と異なる保育者が病院に同伴され，状況をお聞きしても見てないので詳細はわかりません，となる場合があります。そうなると医師もけいれんの様子がわからないため診断がつけづらく，結果，子どもに対して不必要な検査をせざるを得なくなってしまう場合もあります。

　検査はどれ一つとっても子どもには多かれ少なかれ負担がかかりますので，不必要な検査を少しでも減らすために，落ち着いてけいれんの様子を観察し，そしてできるだけ現場にいた保育者が病院へ付き添うようにしてください。

〈脱　水〉
　子どもは大人に比べて体の体積に占める水分の割合が高めです。これは水分の貯蓄が大人よりもあるということではなく，それだけ子どもの体には水分が必要ということです。必要な水分量が多いため，子どもは容易に脱水になります。

　脱水はさまざまな所見で現れます。また，一口に程度といってもその程度もさまざまです。運動した後などは誰しも軽い脱水状態であり，もちろんその都度，病院に行く必要がなく飲水で対応可能なことから考えると，軽い脱水まで神経質になる必要はありません。脱水が起こりそうな環境下ではこまめに水分補給をして脱水の進行を食い止めてください。ただ，中等度以上の脱水の場合は早期に発見し経口水分補給，それができなければ点滴が必要になる場合もあります。軽度の脱水か中等度以上の脱水かを発見する際に役立つサインについては（**図表Ⅰ-4-1　脱水の所見 p.55**）を参考に判断していただければと思います。

② 応急処置

〈頭部打撲〉
　子どもは大人に比べて体に占める頭部の割合が頭が大きいため重心が頭よりになっています。ですので，転倒や落下などをした際は頭部を打撲する機会が多くなります。頭部を打撲した際は，まずは打撲直後の様子を観察してください。意識はあるか，視線は合っているか，泣いている場合，泣き方は普段と変わりないか，などが重要です。また，早く泣き止ませようと水分などを飲ませようと思われるかもしれませんが，頭部打撲直後は吐きやすかったり，病院に行った際に，検査が必要になった場合に水分をとっていると検査ができなかったりする場合がありますので，できるだけ打撲直後の水分摂取は控えましょう。

　もちろん本人がとても元気で普段どおりであれば，少しずつ水分を与えていき，それでも問題なければ，受診する必要もない場合もあります。

　参考までに病院で頭部打撲後受診され診察の結果，問題なかった方へ渡している帰宅後の注意点をまとめたものを提示します（図表Ⅱ-3-1）。この注意点にあるような症状があれば迷わず受診し，これらの症状がなくても心配な場合は一度，病院に行ったほうがよいでしょう。

図表Ⅱ-3-1

＊頭を打って受診された患者様・ご家族の方へ＊

◎頭部打撲された患者様は，帰宅後も2日程度は慎重に経過をみてあげてください
もし次のような症状が出現した場合には，病院を受診してください

1．呼びかけて起こそうとしても，ぼんやりして反応がはっきりしない
　目を開けたままでいられず，すぐに閉じてしまう

2．混乱した状態（どこにいるのかが分からないなど）
　言っていることを理解したり，おしゃべりをしたりすることができない

3．歩行時にバランスがとれない
　手や足に力が入らなかったり，変な感覚がある

4．首を動かしたときに手足に痛みが走ったり，首がとても痛い

5．頭痛が強くなってきている
　時間をあけて3回以上嘔吐している

6．突然に全身の力が抜けたり，意識がなくなったりすることがある
　けいれんをしている

7．二重に見えるなど物の見え方がいつもと違う
　耳が聞こえなくなった

　　　　　　　　　　　　兵庫県立こども病院　小児救命救急センター
　　　　　　　　　　　　　　　　　　　　　　2016年1月作成
　　　　　　　　　　　　　　　　　　　　　　2017年5月改訂
　　　　　　　　　　　　　　　　　　　　　　2017年7月改訂

〈傷〉

　転んだりぶつけたりして傷ができてしまった時，まずは何をするでしょうか。傷といえば消毒と思われるかもしれませんが，その必要はありません。傷を清潔に保つことは重要ですが，消毒液は必要ないのです。最近ではむしろ消毒液を使用すると粘膜が痛み，余計に傷が治りにくくなったり，跡が残りやすくなったりするといわれています。

　では，どのようにして清潔にするかというと，水道水で洗うことです。蛇口をひねって出てきた水を直接傷にあて，流水で傷とその周囲を洗い流すことが最も適切な方法です。出血を伴っている場合は，水をかけてしまうと止血できずに血が流れ続けてしまうのではないかと心配されるかもしれませんが，転んだりぶつけたりした程度の傷からの出血量で

大事に至ることはほとんどありません。ですので，傷からの出血がある場合でもまずはしっかり流水で洗浄し，その後にきれいなタオルやティッシュペーパーなどで傷を直接圧迫して止血してください。

　傷からの出血はほとんどが静脈性出血ですので，長くても5分程度しっかり圧迫していると止まります。しかし，途中で傷口や出血の程度が気になって圧迫を緩めて繰り返し傷を見たりしていると圧迫が甘くなって止血できなくなりますので，注意してください。

　そうはいっても，出血があまりに多い場合や圧迫しても止まらない場合，傷が深い場合などは病院を受診するようにしてください。動脈性の出血が疑われるようなドクドクとした拍動性の出血の場合は救急車を呼んでもいいでしょう。

　水道水で洗った後，止血もでき傷自体も深くなければ，次に重要なことは傷を乾かさないことです。皮膚は湿潤環境を保つことでより再生を促しきれいに治ります。現在は乾かさないための市販の被覆材（キズパワーパッド®）などもありますが，固定できるのであればラップなどで代用しても構いません。ただし，被覆材やラップなどで密封してしまうと，傷に汚れが残っていた際には感染源まで閉じ込めてしまうことになるので好ましくありません。屋外での傷の場合は水道水で洗った後でも密閉せずにワセリンを塗布するのがいいでしょう。ワセリン塗布した際にはべたつきますので小さな傷であれば絆創膏，大きな傷であればガーゼをのせて上からテープもしくは包帯で固定しましょう。

　そして少なくとも被覆材であれば2～3日に1回，ワセリンであれば1日1回は必ず入浴時などに傷を石鹸と流水で洗浄します。その際に傷を観察し赤く腫れていたり膿が出ていたりした場合は病院を受診しましょう。傷に変化がなければ，洗浄後は再度被覆材を貼付したり，ワセリンを塗布したりしてください。

〈熱傷（やけど）〉

　子どものやけどで多い原因としてはお湯などの熱い液体がかかって起こるものです。液体がかかった場合は，衣類などは脱がせず急いでお風呂場などシャワーがある場所へ連れて行き，水をかけましょう。そして衣類にも水がかかり熱さがなくなったところで脱がせてあげましょう。熱いお湯がかかったままの衣類を冷やさずに脱がせてしまうと，やけどの範囲が広がってしまう危険性がありますので注意が必要です。ただし，靴下など明らかに脱がせてもその他の体の部位に触れることがないようなものは，熱いうちでも脱がせてあげて構いません。

　やけどのひどさは，どれだけ熱いものがどれだけ長く体に触れているかで決まります。とても熱いものでも一瞬であれば大したやけどにならない一方で，低温やけどといわれるように，大して熱くないものでも長時間同じ皮膚に触れ続けているとひどいやけどになることもあります。ですので，固体によるやけどの場合は可及的速やかに体から離すことが

重要です。しかし，服にかかった液体の場合は上述のように注意が必要であることを覚えておきましょう。

　体から原因物質が取り除かれた後も受傷部位の皮膚にはシャワーで水をかけ続けることが大切です。かける時間としては明確な決まりはありませんが，10分程度が一つの目安でしょうか。

　シャワーで冷やしている際の注意点としては，子どもは体温が下がりやすいので室温を高めに保ったり，受傷部位以外には水がかからないようにしたりして，子どもの体温が下がらないように工夫しましょう。また，冷やすものとして氷などを使う必要もありません。氷などで冷やしすぎると凍傷により皮膚が痛んでしまいますので，やけどの治療にはシャワーの水程度の温度で十分です。

　やけどの痛みは，受傷直後は熱の刺激によるものですが，数十分もたてば熱の刺激による痛みはなくなり今度は受傷部位の皮膚が空気に触れることで起こるといわれています。ですので，冷やし終わった後は今度は皮膚が空気に触れないように，ワセリンなどの軟膏を塗ってあげることが重要です。軟膏には皮膚の保護に加えて，保湿するという効果もあります。傷の時と同じように，保湿はやけどした皮膚の再生にとても適した環境ですので，軟膏塗布は疼痛緩和だけでなくやけどの治癒にも役立ちます。軟膏塗布後は傷の時と同じようにガーゼで覆い，テープや包帯で固定します。

　水ぶくれなどができた場合やまた範囲が広いやけどの場合には病院を受診したほうがいいでしょう。

〈打撲・捻挫・骨折〉

　手足を打撲したりくじいたりなどした際に腫れたり傷んだりした場合，まずは受傷部位を無理に動かさずに安静にし，痛みがひどい場合は**図表Ⅱ-3-2**を参考に添木などで固定しましょう。冷却や圧迫も考慮すべきですが，冷やしすぎや圧迫のしすぎには注意が必要です。そしてできるだけ受傷部位を心臓より高い位置まで挙上しましょう。しかしいずれの処置も子どもが嫌がる場合は無理にする必要はありません。嫌がって暴れてしまった結果受傷部位の安静や保護が保たれなくなるようなら元も子もありませんので，現場ではできる範囲で構いません。腫れや痛みが治らない場合は迷わず病院を受診しましょう。

〈包帯の巻き方〉

　前述のように傷ややけどの処置，骨折固定の際などに包帯を巻く機会もあると思います。どのような場合でも巻き方の基本は同じです。まずは丸まっている包帯の外側を巻きたい部分の内側にします（**図表Ⅱ-3-3A**）。そして体幹部から遠いほうから巻いていきます。ただし端から巻き始めるとずれやすくなりますので，少し手前から巻き始めていったん端に行きその後戻るように巻いていくと安定しやすいと思います（**図表Ⅱ-3-**

3B）。その後は半分から1/3程度重なるぐらいで巻き進めていきます（**図表Ⅱ-3-3C**）。巻き終わったら端を内側に折り返してテープを貼ります（**図表Ⅱ-3-3D**）が，包帯で固定しても子どもは動きやすく包帯がずれやすいので，縦方向にもテープを貼るとさらにずれにくくなります（**図表Ⅱ-3-3E**）。

　包帯を巻いた後の注意点としては，まずは包帯を巻く理由となったガーゼや添え木の固定がしっかり行えているかですが，固定することを重要視するあまり，きつく巻きすぎてしまうのもいけません。きつすぎて血流障害を起こすといけないので，皮膚の色が悪くなったり冷たくなったりしていないか，腫れがひどくなっていないかを頻回に観察しましょう。また，最初は問題なくても受傷部位が腫れることで包帯が食い込み遅れて血流障害が出ることもありますので，悪化傾向があるようなら速やかに包帯を緩めるようにしましょう。

図表Ⅱ-3-2　骨折固定

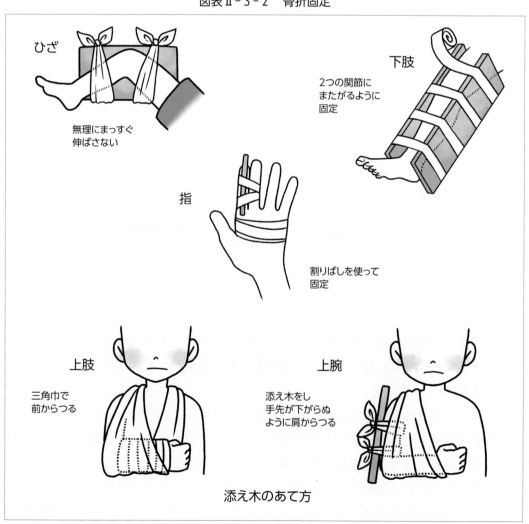

図表Ⅱ-3-3　包帯の巻き方

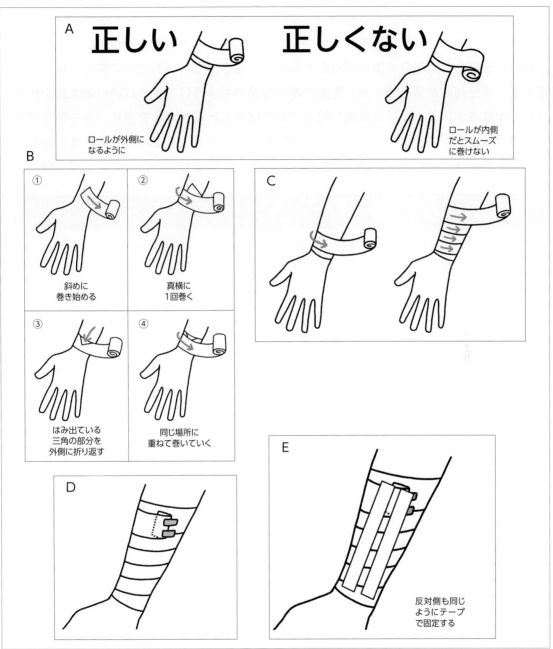

〈熱中症〉

　熱中症とは高温環境によって起こる体の異常の総称です。より具体的にいうと，高温環境によって水分が奪われ脱水になったり体内のミネラルのバランスが崩れたり，血管が拡張して血圧が下がりやすくなり，めまいがしたり，ひどい場合は生命維持機能が破綻したりします。一方で，熱中症に特有の症状はなく検査をして診断がつくものでもないので，

熱中症の診断は状況から行われます。熱中症として出現する症状もさまざまですが重症度ごとに目安となる症状と対応法をまとめましたのでご確認ください（**図表Ⅱ-3-4**）。よく混同されやすい日射病や熱射病という言葉は，熱中症の一部と理解してください。

　熱中症が疑われた場合の園での対応としては，まずは涼しいところで安静を保つこと。そして，水分補給が重要ですが，脱水の項でも述べたようにできれば経口補水液を飲むように心がけます。さらに，扇風機や屋外であればうちわなどで風を送り，汗を気化させることで体温を低下させます。汗がないことは重症のサインである場合もありますので，中等症以上の症状があれば早めに病院を受診するようにしましょう。

医師のワンポイントアドバイス

　熱中症は暑くなり始めの時期，6月中旬頃から増えてきます。梅雨の中休みなど，子どもたちは久しぶりのお天気に外に出て大いに遊ぶと思いますが，そういう時ほど熱中症に注意して，こまめな水分補給や休憩を心がけてください。

図表Ⅱ-3-4　熱中症の所見

	症　状	対　応
軽症	一過性のふらつき，大量の発汗，筋肉痛，筋肉の硬直	安静・経口的に水分とミネラルの補給
中等症以上	頭痛，嘔吐，倦怠感，虚脱感，集中力や判断力の低下，意識障害	病院を受診

〈鼻血（鼻出血）〉

　鼻血が出ると鼻の付け根の硬い部分を抑えたり，首の後ろを叩いたりする方がいますが，どちらも意味がありません。鼻血が出た際はまず椅子などに座らせ安静を保ち，鼻翼（鼻の柔らかい膨らんでいる部分）を両側からつまみ強く圧迫します（**図表Ⅱ-3-5**）。鼻血の多くはキーゼルバッハ部位という鼻の穴の入り口近く（**図表Ⅱ-3-6**）が傷つくことが原因なのでこの場所を圧迫することを意識して鼻をつまむことが重要です。この際上を向いてしまうと血が喉のほうへ垂れてきてしまいますので，下を向くようにしましょう。それでも口に血が流れてくるような時は飲み込まずに吐き出させましょう。大抵の場合は5～10分も圧迫すれば止まりますが，傷の時と同じように途中で圧迫を緩めてしまうと止まりにくくなりますので，10分程度は緩めずにしっかり圧迫しましょう。20分以上圧迫しても止まらない場合は耳鼻科を受診するようにしましょう。しかし，子どもによっては圧迫されることを嫌がり泣いたり暴れたりするかもしれません。そのような状況になるとさらに出血が助長されますので，子どもごとに安静と圧迫のバランスを考え対応してください。

図表Ⅱ-3-5　鼻出血時の対応

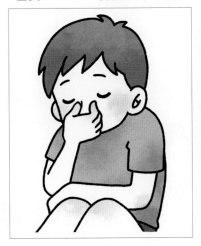

図表Ⅱ-3-6　キーゼルバッハ部位

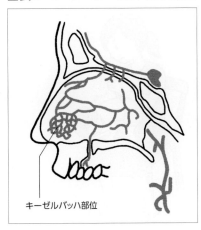

キーゼルバッハ部位

〈誤嚥・窒息〉

　本来は口に入れ飲み込んだものは食道へ流れますが，気道に入った場合を誤嚥といいます。気道を完全に塞いだ場合を窒息といい超緊急事態です。

　窒息を疑う所見としては，年長児であればチョークサイン（**図表Ⅱ-3-7**）というものがありますが，年少児ではわからないため，本人が苦しそうにしていないか，口元に空気の出入りが感じられるか，周囲になくなったものがないか，などから判断します。

　窒息があることに確信がもてなくても少しでも疑われる場合は，すぐに救急車を要請し，救急車が来るまでの間に窒息の解除を試みます。

　解除の方法としては，気道を塞いでいるものが見える場合は手で除去することも考慮しますが，この際にはより奥に押し込んだり，手を噛まれたりしないようにしなければならないため，特に意識がある場合などは無理に行うことは避けましょう。塞いでいるものが見えない場合や見えていても意識がある場合は，①乳児では背部叩打法（**図表Ⅱ-3-8**）や②胸部突き上げ法（**図表Ⅱ-3-9**），小児では①背部叩打法，②胸部突き上げ法，③腹部突き上げ法（**図表Ⅱ-3-10**）のいずれかを行い，異物の除去を試みます。どれを最初に行うべきかの決まりはなく，また一つの方法でうまくいかなかった場合でも別の方法でうまくいく場合もあるので，どの方法も行えるように日頃から訓練しておきましょう。

　経過中に意識がなくなった場合は，速やかに別項で述べている救急蘇生法に移行しましょう。

図表Ⅱ-3-7　チョークサイン

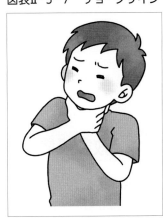

図表Ⅱ-3-8　背部叩打法

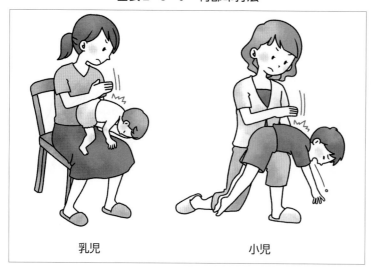

乳児

小児

乳児の場合は腕の上，小児の場合は膝の上にうつぶせに寝かせ頭を下げ，背中を手の付け根で数回強く叩きます

図表Ⅱ-3-9　胸部突き上げ法

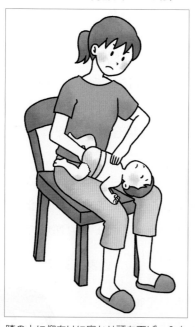

膝の上に仰向けに寝かせ頭を下げ，2本指で胸の真ん中を力強く数回圧迫します

図表Ⅱ-3-10　腹部突き上げ法

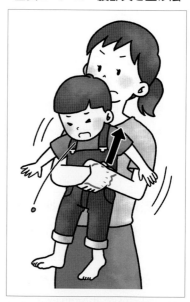

子どもの背部から片方の手で握りこぶしを作り親指側をみぞおちとおへその間にあて，もう片方の手で作った握りこぶしを握り，一気に手前上方に引き上げます

③ 救急処置および救急蘇生法

〈実際の手順〉

救急蘇生法について，実際に倒れている子どもを発見した場面を想定してその手順を確

認して行きましょう。

1. 周囲の安全確認

　倒れている子どもを発見した場合，まず何をするでしょうか。子どもが大好きで正義感の強いみなさんなら，まずは倒れている子どもの元に駆けつけようとするかもしれませんが，それは危険です。まずはどんな状況でも周囲の安全を確認してから駆けつけることを心がけてください。もちろん確認に何十秒も費やす必要はなく，屋外であれば車は近づいてきていないかや倒れてきそうなものはないか，屋内であれば滑りそうな床はないか，などを数秒で結構ですので確認してください。確認し安全が確保できそうであれば子どもに近づきましょう。安全確認をする理由としては，もちろん自分の安全を担保するためですが，もう一つ，倒れている子どもを見て慌てて近づくより周囲の安全を確認するという一呼吸を入れることで，その後の対応を冷静に行うこともできるからです。

2. 意識の確認

　安全が確認できれば，子どもに接触しますが，その際にまず行うことは，刺激を与えて意識の確認をすることです。乳児であれば足底やかかと，小児であれば肩のあたりを叩くとよいとされています。意識がある場合は楽な姿勢をとらせてあげましょう。刺激を加えても意識がなければ，まずは救急車を要請し，周囲の人に AED を取ってきてもらうように指示しましょう。ただし，元気に遊んでいた子どもが突然倒れた姿を目撃した場合で，周囲に AED を取りに行ってくれる人がいない場合は自分で AED を取りに行きましょう。なぜなら，突然倒れた場合はその原因が心臓にあることが多く，その場合は AED による迅速な電気ショックが救命に有効とされているからです。

3. 呼吸の確認

　次に，呼吸をしているかの確認をします。呼吸をしていれば横向きに寝かせて救急車の到着を待ちますが，呼吸をしていない，もしくはしていてもまともな呼吸ではない場合やどちらかわからないと感じた場合は迷わず胸骨圧迫（心臓マッサージ）を行います。心臓が止まっている場合は迅速に胸骨圧迫を開始しなければならないので，呼吸の確認は10秒以内で終わらせます。繰り返しになりますが，呼吸をしているかわからない場合は確認に時間を費やすのではなく心肺蘇生法を開始しましょう。

4. 心肺蘇生法

　人工呼吸をするための技術や意思があれば胸骨圧迫に人工呼吸を組み合わせます。救助者が1人の場合は胸骨圧迫30回の後人工呼吸を2回，救助者が2人以上の場合は胸骨圧迫15回の後人工呼吸を2回行います。小児ではできるだけ人工呼吸も組み合わせたほうがいいのですが，人工呼吸の技術や意思がなければ胸骨圧迫のみ延々と続けていただいて構いません。

5．胸骨圧迫

　胸骨圧迫をする際は救助者は子どもの横にひざまづいた体勢で行いますが，硬いものの上で行うほうが効果がよいといわれています。

　重要な点は，①圧迫する胸の位置，②圧迫する方法，③圧迫するテンポ（速さ），④圧迫する深さ，⑤圧迫と圧迫の間にしっかり胸が元の位置に戻っているか，⑥質のよい圧迫が絶え間なく行えているか，の6点です。

5-1　圧迫する胸の位置

　胸部の中央で胸骨の下半分を圧迫します（**図表Ⅱ-3-11**）。下すぎるとおなかを押してしまったり，骨の上でも折れやすい部分（剣状突起）だったりするので気をつけましょう。

5-2　圧迫する方法

　救助者が1人の場合は乳児であれば人差し指と中指の二本指で圧迫（二本指法）し，2人の場合は両手で胸部を持ち両方の親指で圧迫（胸郭包み込み両母指圧迫法）します（**図表Ⅱ-3-12**）。小児であれば，救助者の人数に関係なく片手もしくは両手を重ねて圧迫します（**図表Ⅱ-3-13**）。

5-3　圧迫するテンポ（速さ）

　1分間に100〜120回行えるテンポで胸骨圧迫を継続します。1秒間に2回ずつ押すテンポです。

5-4　圧迫する深さ

　胸の厚さの1/3へこむぐらいの強さで深く圧迫します。

図表Ⅱ-3-11　胸骨圧迫－圧迫する胸の位置

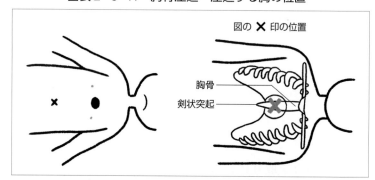

図の ✕ 印の位置

胸骨
剣状突起

図表Ⅱ-3-12　胸骨圧迫－圧迫する方法①

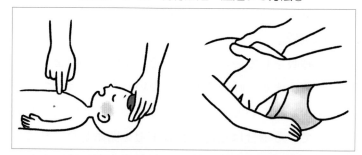

図表Ⅱ-3-13　胸骨圧迫－圧迫する方法②

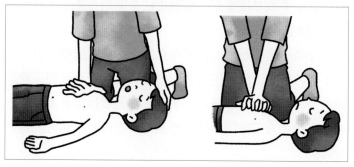

5-5　圧迫と圧迫の間にしっかり胸が元の位置に戻っているか

　1秒間に2回のテンポで胸の厚さの1/3へこませようとすると，圧迫することに意識が集中してしまいますが，圧迫と圧迫の間にしっかりと胸の厚みが元に戻るまで力を緩めなければなりません。その理由は，しっかり胸を膨らませないと心臓に血液が戻らず，押した時の血液の量が少なかったり，心臓自体に血液が巡らず心臓の回復が望めなくなったりするからです。

5-6　質のよい圧迫が絶え間なく行えているか

　胸骨圧迫はかなり力のいる作業です。何分も続けていると力が入らなくなりテンポが遅くなったり，深さが浅くなったりします。そうなると胸骨圧迫をしていても体に有効な血液が巡らなくなるため，疲れる前に早めに交代しましょう。交代する時は胸骨圧迫が中断してしまい，その間体に血液が巡らない状態となるため10秒以内に速やかに交代することがいいとされています。

　以上をまとめると，**図表II-3-14**のようになりますので参考にしてください。

図表II-3-14　心肺蘇生法

		乳児（1歳未満）	小児（1歳以上）
意識の確認		足の裏を叩く	肩を叩く
胸骨圧迫する位置		胸の真ん中，胸骨の下半分	
胸骨圧迫する方法	救助者1人	二本指法	片手もしくは両手
	救助者2人以上	胸郭包み込み両母指圧迫法	
胸骨圧迫するテンポ		1分間に100〜120回の速さ	
圧迫する深さ		胸の厚みの1/3	

6.　人工呼吸

　倒れている子どもの顎を上げ頭を後屈させます（**図表II-3-15A**）。子どもの鼻をつま

図表II-3-15　人工呼吸

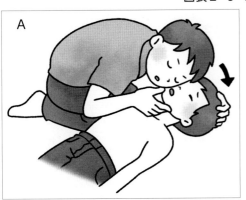
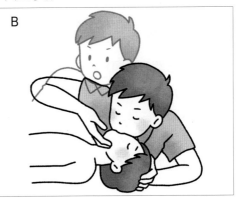

み子どもの口を自分の口で覆い1秒ほどかけて胸が上がるのがわかる程度の息を吹き込みます。乳児の場合は自分の口で子どもの鼻と口両方を覆い，息を吹き込んでも構いません（図表Ⅱ-3-15B）。一度口を離し，息が吐き出されるのを確認してから2回目の吹き込みを行います。

7. AED（自動体外式除細動器）の使用

現場にAEDが届き次第使用を開始します。使い慣れていないと戸惑うかもしれませんが，誰でも簡単に使えるようにできていますので落ち着いて使用してください。まずはケースを開けます。大抵のものはチャックかマジックテープを外すと開くようになっています。ケースを開けると自動で電源が入るものもありますが，自動で入らないものは自分で電源ボタンを押します。電源さえ入れば，あとは音声の指示に従うだけなので，『ケースを開けて電源を入れる』ことさえ覚えておけば問題ありませんが，せっかくの機会ですのでその後の手順も確認しておきましょう。

電源を入れた後は，パッドを子どもの体に貼り付け，パッドについているコードを本体に接続します。小児用のパッドがある場合はそれを使用しますが，なければ成人用のパッドを使用します。いずれの場合もパッド同士が重ならないように子どもの体に貼り付けることが重要です。

あとは機械が自動で心電図を解析し，電気ショックが必要かを音声で指示しますのでそれに従いましょう。機械の解析後電気ショックが必要な場合は電気ショック後，必要ない場合は解析後ただちに胸骨圧迫を再開することが重要です。

〈日々の備え〉

以上のことは一つひとつは単純な作業ではありますが，緊急時にはなかなか思うように体が動きません。ですので，講習会などに参加し日頃から準備しておくことが重要です。また，AEDもさまざまな機械が販売されているため，ご自身の施設にあるAEDはどこにあり，使い方はどのようなものかも事前に確認しておきましょう。

④ 子どもと薬：飲み薬，塗り薬への対応

〈乳幼児が使用する薬の種類〉

●内服薬（飲み薬）にはどんな種類がある？

内服薬（飲み薬）には，散剤（粉薬），シロップ（水薬），錠剤，カプセルなどがありますが，乳幼児には錠剤やカプセルを飲んでもらうことは難しいので，散剤（粉薬）やシロップが主に処方されます。

図表Ⅱ-3-16　内服薬（飲み薬）の種類と特徴

種　類	特　徴	メリット	デメリット
散剤（粉薬） 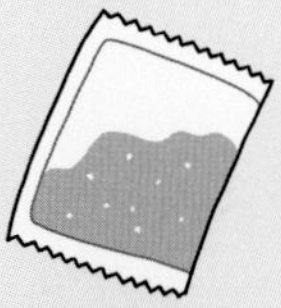	・粉末または小さな粒状にした薬	・錠剤，カプセルなどの大きな粒をうまく飲めない子どもに適用	・苦味や臭いが強い散剤（粉薬）は飲みにくい
シロップ 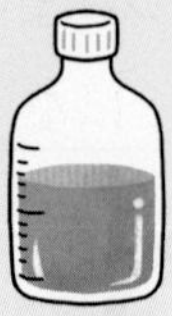	・液体の薬で，飲みやすくするために甘味や香料を加えている ・子どもが喜ぶ色をつけるなど，赤ちゃんや子どもによく使われる	・子ども用に味付けがしてあるので甘く飲みやすい	・長期間の保存はできない ・1回に飲む量の正確な測定が難しい
ドライシロップ 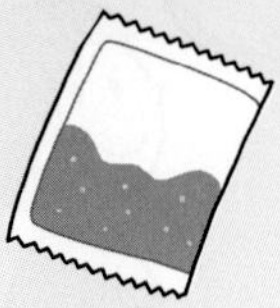	・服用する時に水に溶かして用いる粉状の薬	・シロップよりも比較的保存できる	・服用する時に，水に溶かす手間がかかる

●塗り薬にはどんな種類がある？

　半固形状に作られた，皮膚に塗る外用薬になります。外用薬には他にも，坐剤（座薬），吸入薬，点眼・点耳・点鼻薬などがあります。

図表Ⅱ-3-17　塗り薬の種類と特徴

種　類	特　徴	メリット	デメリット
軟膏 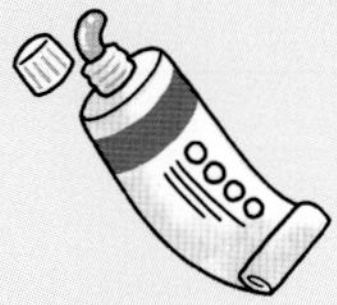	・ワセリンなどの添加剤を原料として医薬品を混ぜた塗り薬	・皮膚への刺激が少ない ・皮膚病変がある部分を保護する作用が強い	・塗った部分のべとつきがあり，夏は汗がたまり不快感がある
クリーム ローション 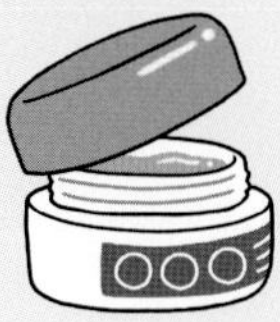	・軟膏のうち，乳化させた塗り薬	・塗りやすく，目立たない ・広範囲に塗ることができる ・ローションについては，液性が強いことから毛髪のある頭部にも使用できる	・まれに皮膚を乾燥させる作用がある

〈薬の上手な飲ませ方〉

●いつ飲ませるのか？

「1日3回」の処方の場合，大人では，「1日3回　毎食後」が原則！！

でも，子どもの場合は必ずしもそうではありません。

・乳児では，授乳後は満腹で薬を飲めなくなることが多いので，母乳やミルクの「前」に飲ませます。

・幼児では，食事をとれなくても薬は飲まなくてはいけないことに気をつけます。

> **子ども発達に応じたコツ**
>
> 幼児期の子どもは，数字に関心をもち，時計に書かれている数字が読めるようになってきます。そのため，子どもと一緒に時計を見ながら指で示して「長い針が"6"になったらお薬飲もうね」など，数字の視覚的な情報で約束すると子ども自ら飲めることも多いです。

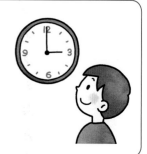

●散剤（粉薬）の飲み方

> **飲み方の基本**
>
> (1) 1回分の薬の入った袋の口を切ります
>
> (2) 袋の中にスプーンで極少量（スプーン1杯以下）の水を入れます
>
> (3) 手早くかき混ぜて，そのスプーンで子どもの口のやや奥に薬を入れます
>
> (4) 子どもがゴックンできたら，褒めながら，好きな飲み物を飲ませます

〈注意点〉

・溶かす水の量が多いと，2回以上の服薬となり子どもが嫌がりやすくなります。

・薬を飲み込む前に，飲み物を飲ませると，薬を飲み物の中に吐き出すことがあります。

散剤（粉薬）が飲めない時の工夫　その①

〜「薬の味を隠して飲みやすくする！」〜

　散剤（粉薬）の味を子どもに隠して飲ませるものは，「水分の少ないもの」や「薬の臭いを隠す（独自の香りをもつ）もの」がよいといわれています。

保護者，病院の看護師に評判のよい飲み方

　均一に混ぜるよりも，散剤（粉薬）を挟むようにして，スプーンに乗せて食べさせる。薬と一緒に使うものは，以下のようなものが効果的です。
・パンに塗るチョコレートクリーム
・ジャム（粒のあるイチゴよりリンゴがよい）
・アイスクリーム，ゼリー

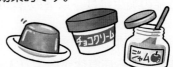

〈注意点〉
・子どもの好きな飲みもの（りんごジュースなど）に溶かすと，飲みものの味が変わって，好きな飲みものさえも飲まなくなってしまうことがあるので注意しましょう
・もし飲みものやアイスクリームなどに混ぜる場合は，1回分の薬を少しずつに分けて，少量のものに混ぜて飲ませましょう
　　理由）1回分の薬を多量の飲みものなどにすべて混ぜてしまうと，飲み（食べ）きれなかった時に必要な量の薬が服用されないため

散剤（粉薬）が飲めない時の工夫　その②

〜「遊びを通して子どもの力を引き出す！」〜

　子どもに薬の必要性を粘り強く説明する正攻法もありますが，なかなかうまくいかないもの。そんな時は，プレパレーション＊（心的準備）という手法を使って，子どもの頑張る力を引き出します。

プレパレーションの例

①ままごと遊びで「お医者さんごっこ」を楽しく子どもと園のスタッフで行う
②薬作りを一緒に行う（すり鉢などでビスケットなどをすり潰して，偽薬を作る）
③子ども本人が，この作った薬（偽薬）を園のスタッフや人形に飲ませるという遊びを十分にして，次に子ども本人が薬（本物）を飲んでみる
④上手に飲めたらたくさん褒める

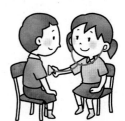

＊プレパレーションとは…
　病気や治療（内服含む）によって引き起こされる子どもの心理的混乱に対し，保育者や医療従事者が準備や配慮を行い，子どもの対処能力を引き出し，その影響を緩和するような支援

第4章　感染症の予防と対策

① 感染症の集団発生の予防（保育所・認定こども園）

〈感染（症）に関する基本的な知識〉

●感染の3大要因

　感染症の発生には，以下の3つの要因が存在します。

① 病原体を排出する感染源が存在すること
② 感染源から病原体が宿主（人や動物など）に伝播する感染経路が存在すること
③ 病原体の伝播を受けた宿主に病原体に対する感受性があること

　したがって，①感染源，②感染経路，③感受性のある宿主のそれぞれに応じた感染対策をとることが感染症の予防にはとても重要になります。詳細については，後述します。

●子どもに多い主な感染経路

　主な感染経路は以下のとおりです。

図表Ⅱ-4-1　感染様式

感染経路		感染範囲	主な病原体
飛沫感染	感染している人が咳・くしゃみ・会話した際に，口から飛ぶ病原体が含まれた小さな水滴を，近くにいる人が吸い込むことによって感染が成立する	1～2m	肺炎マイコプラズマ 百日咳菌 インフルエンザウイルス，新型コロナウイルス（SARS-CoV-2），RSウイルス ムンプスウイルス 麻疹ウイルス，風疹ウイルス　　など
空気感染	感染している人が咳・くしゃみ・会話した際に，口から飛び出した病原体がエアゾル化し，病原性を保ったまま，空気の流れにのって拡散。同じ空間にいる人がそれを吸い込むことにより感染が成立する	部屋全体，あるいは，"空調が共通の部屋"間も含めた空間内全域	結核菌 麻疹ウイルス 水痘・帯状疱疹ウイルス　　など
接触感染	病原体に直接触れる，あるいは，病原体が付着した物（ドアノブ，手すり，遊具など）を介して，体内に入ることで感染が成立する		ロタウイルス，ノロウイルス アデノウイルス，インフルエンザウイルス，新型コロナウイルス（SARS-CoV-2），RSウイルス，伝染性軟属腫ウイルス 麻疹ウイルス，風疹ウイルス 黄色ブドウ球菌　　など
経口感染	病原体を含んだ食物や水を，口に入れることにより，消化管で感染が成立する		ロタウイルス，ノロウイルス アデノウイルス， 黄色ブドウ球菌，サルモネラ属菌 カンピロバクター属菌　　など

この他，糞便の中にある病原体が手などを介して経口感染する糞口感染や，鼻血やけがなどの対応の際の血液を介して感染する血液感染があります。

● **保育所，幼稚園，認定こども園における生活の特徴**

　保育所などでは，さまざまな感染症の侵入と流行を完全に阻止することは困難であることを理解する必要があります。そのうえで，感染症が発生した場合の集団発生を最小限にすることを目標とした対策を実行することが重要になります。

なぜ，保育園などで感染症の流行を完全に予防することは難しいのでしょうか？

【理由】その1

　午睡や食事，集団での遊びなど，子ども同士の濃厚な接触が多く，飛沫感染や接触感染への対応が困難である。

【理由】その2

　乳児は床を這う，手に触れるものを何でも舐めるため，接触感染への対応が困難である。

【理由】その3

　乳幼児は，正しいマスクの装着，適切な手洗いの実施，物品の衛生的な取り扱いなど，基本的な衛生行動をまだ十分に行うことが難しい。

【理由】その4

　複数の乳幼児に対して，保育者が子どもの日常生活行動を援助する（例：抱っこ，おむつ交換，授乳など）ことが多いため，保育者を介した感染症の拡大が起きやすい。

(厚生労働省：保育所における感染症対策ガイドライン．2018より改変)

---

②　感染症対策

　感染症の集団発生を最小限にするために，感染の3大要因である**①感染源**，**②感染経路**，**③感受性**のある宿主のそれぞれに応じた感染対策について考えてみましょう。

〈感染源対策〉

（原則）**感染源**となっている人や部位，物に**他児が触れないように工夫する**！

　①感染症であることがわかった時点で，感染源である保菌者を速やかに他の子どもたちから離して隔離する（例：保菌者用の部屋の確保）。

　②保護者に速やかに連絡をして，迎えに来てもらう。保護者に対しては小児科クリニックの受診を勧め，診断された感染症が学校保健法で定められたものである場合

には，その規定に準じて登園を控えてもらうように指導する。

③保護者が到着するまで，可能な限り1人の保育者がその子どもの保育を行う。その際，保育者が感染してしまわないように，マスクや手袋の着用，手洗いの徹底など十分な予防策をとって対応する。もし，複数の保育者が対応せざるをえない場合は，保育者の手や服から他の子どもへの感染を防ぐため，手洗いや更衣，エプロンの交換などの予防策を徹底する。

〈感染経路対策〉

（原則）感染症の種類によって感染経路は異なるため，その性質を知り対策をとる！

〈小児の主な流行性感染症の感染経路と感染力〉
●麻疹（はしか）：空気感染・飛沫感染・接触感染で，感染力が非常に強い
●風疹（三日はしか）：飛沫感染で，発疹出現後1週間まで感染力あり
●水痘（みずぼうそう）：空気感染・飛沫感染・接触感染で，発疹が出現する1〜2日前からすべての水疱が痂皮化する（かさぶたになる）まで感染力あり
●流行性耳下腺炎（おたふくかぜ）：飛沫感染と接触感染で，耳下腺が腫れる6〜7日前から腫れてから。9日まで唾液の中にウイルスが分泌されるため感染力あり

①飛沫感染における対策

■保菌している子どもへの対応

・子ども用マスクを着用させる

・咳やくしゃみの時に手で口を押えるように話す

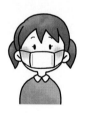

■保育者の対応

・正しい方法でマスクを着用する（鼻から顎までを覆い，隙間がないようにする）

・咳やくしゃみの時に，手や二の腕の内側で覆う

②空気感染における対策

■保育者の対応

定期的な空気の入れ換えを行う

③接触感染における対策

■保菌している子どもへの対応

・保菌している子どもを隔離する

・感染源となる部位が他児に触れないよう工夫する

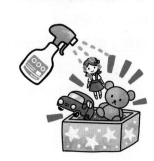

■保育者の対応

・保菌している子どもとの接触後には，手洗いをしっかりと行う

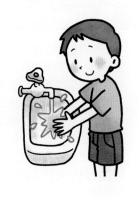

④経口感染における対策

■保育者の対応

・おもちゃなどの子どもが口にする共有物は，定期的に消毒を行う

⑤糞口感染における対策

■子どもへの対応

・トイレに行った後は，手洗いをしっかりと行うように声をかける

■保育者の対応

・子どものトイレ（おむつ交換含む）を介助した後は，手洗いをしっかりと行う

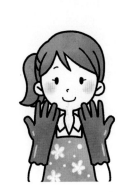

・おむつは専用のごみ箱できちんと管理する

⑥血液感染における対策

■子どもへの対応

・血液が手などに付着した場合は，速やかに流水でよく洗う

■保育者の対応

・鼻血やけがの手当てをする際は，必ず手袋を着用する。突然のことで，血液が手などに付着した場合は，速やかに流水でよく洗う。

〈感受性対策〉

（原則）子ども自身の抵抗力高めて，感染から身を守る！

①予防接種ができる月齢，年齢になったらなるべく早く接種する。予防接種がない感染症の場合は，流行する時期に差しかかったら，手洗いなどの感染対策を行う。

②規則正しい生活（栄養バランスのとれた食事，十分な睡眠時間の確保など）を行う。

■《重大ニュース》沖縄県・愛知県における麻疹の大流行2018

　2018年3月，台湾からの旅行者が沖縄に訪れた際に麻疹を発症し，その旅行者が立ち寄った商業施設，飲食店の客や従業員を中心に次々と感染が広がりました。また，その感染は沖縄県内に留まることなく，その時期に愛知県から沖縄県に訪れていた人物に感染し，その人物の愛知県内の職場や受診した病院内を中心にさらなる感染者を出すこととなりました。その後，2018年6月11日，沖縄県は合計99名の麻疹患者を報告し，県内で新たな患者が発生していないことから麻疹の終息宣言をしました。このような感染力の強さを知らしめた麻疹は，日本では4年ぶりとなる大流行でした。

　新型コロナウイルスは，2019年末に中国の武漢市で初めて報告され，その後急速に感染が広がりました。2020年には世界中で大流行し，多くの国々で感染拡大を抑制するための措置がとられ，新型コロナワクチンの緊急使用が承認され，ワクチン接種が開始されました。

　日本では2020年初めに感染が拡大し，緊急事態宣言が発令されました。その後，感染拡大が収束し，いったん宣言は解除されましたが，2021年に再拡大が発生し，再び宣言が出されました。その後，国民のワクチン接種は進み，新たな変異株や感染拡大のリスクに対処する必要はあるものの，効果的・効率的な対策や診断・治療方法などが見出されてきました。故に，これまでのような厳重な感染対策を行う必要性は少なくなったとの判断から，2023（令和5）年5月8日から感染症法上の位置づけが5類感染症に見直されました。それに伴い，**「保育所における感染症対策ガイドライン（2018年版改訂版）」の一部が改訂**されました。以下に，その改訂に伴う，新型コロナウイルス感染症（COVID-19）に関連した箇所について概要をまとめていますので，p.107以降に示した感染対策に加えて，各幼稚園・保育園における感染対策の参考にしてください。

項　目	概　要
新型コロナウイルス感染症の特徴 ・潜伏期間 ・感染力のある期間 ・症状	**■潜伏期間** 　約5日間（最長14日間） 　※オミクロン株では短縮傾向にあり中央値が約3日である **■感染力のある期間（ウイルスの排出期間）** 　・発症2日前から発症後7〜10日間（個人差あり） 　・発症後3日間は，ウイルスの排出量が非常に多く，5日間経過後は大きく減少する。よって，特に<u>発症後5日間が他人に感染させるリスクが高い</u> **■症　状** 　・無症状のまま経過することもある 　・有症状者では，発熱，呼吸器症状，頭痛，倦怠感，消化器症状，鼻汁，味覚異常，嗅覚異常などの症状がみられる
出席停止期間 **（学校保健安全法）**	発症した後5日を経過し，かつ，<u>症状が軽快</u>*した後1日を経過するまで。 ＊症状軽快：解熱剤を使用せずに解熱し，かつ，呼吸器症状（咳や息苦しさなど）が改善傾向にある状態
感染経路別対策 ・飛沫感染 ・接触感染 ・エアロゾル感染	新型コロナウイルスは「飛沫感染」ならびに「接触感染」することが明記されました。また，エアロゾル感染についても説明されています。 **【新型コロナウイルスにおけるエアロゾル感染について】** 新型コロナウイルスは，飛沫感染および接触感染の他，感染者の口や鼻から，咳，くしゃみ，会話などの時に排出される，ウイルスを含むエアロゾルと呼ばれる小さな水分を含んだ状態の粒子を吸入することにより感染します。エアロゾルは，1メートルを超えて空気中に留まりうることから，<u>長時間滞在しがちな，換気が不十分であったり，混雑していたりする室内では，感染が拡大するリスクがあることが知られています。</u>

感受性対策 **（予防接種など）**	小児期の新型コロナワクチン接種に関して，以下が説明されています。 　〈**生後6ヶ月以上4歳以下の乳幼児**〉　※令和4年10月24日 ■**接種について** 　初回接種（1～3回目接種）を実施する。 ■**接種時期について** 　1回目の接種から原則20日（18日以上）の間隔をおいて2回目の接種をした後に，55日以上の間隔をおいて1回接種する。 　〈**5歳以上11歳以下の小児**〉　※令和5年5月8日以降 ■**接種について** 　従来型ワクチンによる初回接種（1・2回目接種）＋ 　オミクロン株対応2価ワクチンによる追加接種 ■**接種時期について** 〈**初回接種（1・2回目接種)**〉 　1回目の接種から原則20日（18日以上）の間隔をおいて2回目の接種を実施 《**追加接種（オミクロン株対応2価ワクチン)**》 　5～8月頃までの春夏には，次の①・②の子どもを対象に1人1回の追加接種を実施していました。 　①初回接種が完了しており，基礎疾患がある子ども（オミクロン対応2価ワクチンの接種歴の有無を問わない） 　②基礎疾患はないが，初回接種は完了し，まだオミクロン対応2価ワクチンを受けていない子ども 　9月以降の秋冬には，次の①の子どもを対象に，さらに1回の追加接種を行う方針 ①初回接種を完了しているすべての小児
基本的な感染対策	5類感染症となったことに伴い，感染対策は，政府として一律に求めることはなくなり，個人や事業者の自主的な感染対策の取り組みを支援するため，基本的な感染対策の考え方を説明しています。 　（**基本的な感染対策**） 　①一般的な感染症対策や健康管理を心がける 　　特に，<u>石けんを用いた流水による手洗いや手指消毒用アルコールによる消毒手指</u>によって手指の清潔を保持しましょう。 　②手が触れる机やドアノブなど物の表面の消毒を行う 　　<u>衛生管理の一環として，水拭き・湯拭きを行う他，消毒用アルコールや，次亜塩素酸ナトリウム，亜塩素酸水，塩化ベンザルコニウム</u>による消毒が有効です。 　③季節を問わずにこまめな換気を行う 　　通常のエアコンには換気機能がないことに留意してください。

	★機械換気による換気ができない場合は「窓開け」による換気を！！
	・部屋の2方向に窓がある場合 　2方向の窓を開け，気候上可能な限り常時行いましょう。常時開放が困難な場合はこまめな換気を意識して行いましょう（例：1時間に2回程度，数分間程度，窓を全開にするなど）。 ・部屋に窓が1つしかない場合 　部屋のドアを開けて，扇風機などを窓の外に向けて設置すると効果的です。 ・窓が十分に開けられない場合 　窓からの換気と併せてHEPAフィルター付きの空気清浄機を併用することは有効です。 **（マスクの着用について）** 　以下のような感染対策上の『必要性』『経済性』『社会的合理性』『持続可能性』の観点から考えましょう。 　①ウイルスの感染経路などを踏まえた対策 　②実施の手間，コストなどを踏まえた費用対効果 　②保育におけるコミュニケーションとの兼ね合い 　③他の感染対策との重複，代替可能性　など

　ただし，新型コロナウイルス感染症対策については，日々の感染状況や研究，諸外国の指針などによって，これからも変遷しやすいため，厚生労働省ホームページなどの政府からの最新情報を参照するようにしましょう。

参考資料
・保育所における感染症ガイドライン（2018年一部改訂版）．2023年5月一部改訂．
　(https://www.cfa.go.jp/assets/contents/node/basic_page/field_ref_resources/e4b817c9-5282-4ccc-b0d5-ce15d7b5018c/cd6e454e/20231010_policies_hoiku_25.pdf)
・保育所における感染症ガイドライン（2018年一部改訂版）．2023年5月一部改訂（新旧対照表）．
　(https://kodomoenkyokai.or.jp/wp-content/uploads/2023/05/b268b675a557f630878d8987397fc87e.pdf)
・「こども家庭庁」資料．
　(https://www.cfa.go.jp/assets/contents/node/basic_page/field_ref_resources/e4b817c9-5282-4ccc-b0d5-ce15d7b5018c/d017136e/20230401_policies_hoiku_18.pdf)
・「全国認定こども園協会」ホームページ．
　(https://kodomoenkyokai.or.jp/archives/1941)
・「日本小児科学会」ホームページ．新型コロナウイルス関連情報．
　(http://www.jpeds.or.jp/modules/activity/index.php?content_id=333#%E7%94%9F%E6%B4%BB%E7%92%B0%E5%A2%83)

第5章　保育所における保健的対応

1　3歳未満児への対応

　ここでは，3歳未満児への対応として，抱っこ・おむつ替え・沐浴について，説明します。

〈抱っこ〉

　抱っこの目的には，子どもを安全に抱き上げ，移動すること，抱っこを通して子どもとのスキンシップを図り，子どもの気持ちを安定させることなどがあります。抱き癖はあまり気にせず，子どもが求めている時には抱っこをし，スキンシップによる満足感を与えることが子どもの心の安定や成長発達を促すので大切です。

手　順	
抱っこする前に	・保育者の身だしなみを整える(爪，腕時計や指輪，名札，ボールペンなど危ないものは外す) ・手洗いをする ・子どもの発達段階や体格などをみて，どのように抱っこをするかを考える ・子どもにやさしく声をかける(子どもにも準備をしてもらいましょう) <注意点> 首が座っていない場合は，横抱きにする
抱っこをする 【横抱き】	・抱き上げる時は，必ず頭の方から先に行う ・子どもの横に立ち，左(右)手を子どもの首から後頭部にかけての部分に入れ，軽く持ち上げながら，右(左)手で子どもの頭を少し持ち上げる ・左(右)手を背中に差し込み，肘の部分で後頭部を，手のひら部分でお尻を支える ・右(左)手を子どもの股の間から通し，手を広げてお尻を支える <ポイント> ★右(左)手を子どもの股の間から通し，手を広げてお尻を支えると，転落を防ぐことができる ★利き手と反対の手で後頭部からお尻の部分を支えると安定する。片手でもしっかり安定して抱っこができていれば(子どもの体格が小さい場合)，利き手は何かあった時にさっと出せ，子どもを防護できる ★ミルクを飲む時や姿勢が不安定で泣きやすい子どもは，おくるみやタオルなどにくるんで抱っこするとよい ・保育者の身体に子どもを密着させることで，子どもは安心感をもつ

抱っこをする 【縦抱き】	・両手を左右から子どもの首と頭の後ろ，お尻の後ろに入れて軽く持ち上げる ・首がしっかり安定している場合は，両脇に手を入れて抱き上げることもできる ・前かがみで保育者の身体に子どもを引き寄せ，子どもの身体を密着させる ・お尻を肘で，背中をもう一方の手のひらで支える	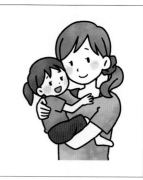

<注意点>
- 子どもは自然に膝が曲っているので，その自然な状態を保つようにする
- 背中が曲がらないように抱く
- 保温に注意し，寒い時にはタオルケットや毛布で覆う
- 同じ方向だけでなく左右交互に抱く
- 揺ぶらない(乳幼児揺さぶられ症候群：頭を激しく揺さぶられて，脳障害や脳内出血を起こす危険性がある)

※障がいをもつ子どもを抱っこする場合
筋緊張の弱い子ども(例えばダウン症児)は，身体が伸びた状態となっていることが多いので，しっかりと支える必要がある

〈おむつ替え〉

　おむつ替えの目的は，便や尿によって汚れたお尻を清潔にすることです。おむつ替えの時には，皮膚の状態をみることができるチャンスです。おむつかぶれがないかなどチェックしましょう。また，便や尿の形状や色などから子どもの健康状態も観察しましょう。

●おむつの種類

布おむつ
長方形と正方形などがある。素材はさらしなど，綿100％が使われている。布おむつはお尻の下に引き，股間にあて，臍より上の部分は折り曲げて，臍を出した状態でおむつカバーを使って止める。長い部分は折り返して，必ずおむつカバーの中に入れておく(はみ出していると，尿や便のついたおむつが衣服を汚す)。男児は前側，女児はお尻の後ろ部分が厚くなるように折ると漏れにくくなる。

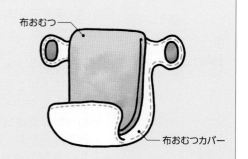

布おむつ

布おむつカバー

※三角折り布おむつの付け方
布おむつのたたみ方や付け方にはいろいろ方法がある。尿や便の量が増えて漏れやすい子ども
に使える方法を一つ紹介する。

1．輪型おむつを横長に広げる

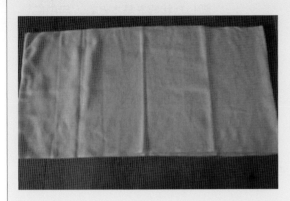

2．中心に沿って手前から奥の方へ三角折りにする
3．三角のおむつの下におむつカバーを置く
4．二等辺逆三角形のおむつの上に，縦半分に折ったおむつを1枚のせる。子どもの体格に合
　　わせて，長さを調整する

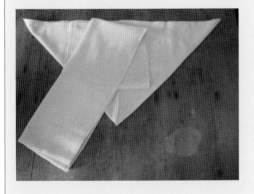

5．お腹側にもおむつをたたむ

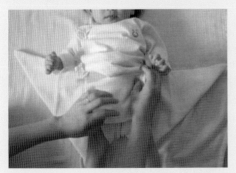

6．子どもの腰回りに沿うように両側からおむつでお尻をくるむ

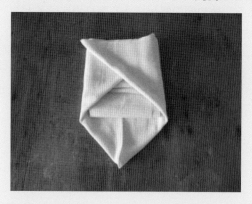

※おむつ替えの時は，子どもの両
膝と股関節を曲げてM字型に開
脚した状態を基本とし，自由に
脚を動かせる環境を作る。
※股関節の外からきつく締める，
巻くなど，脚を伸展させる付け
方は，股関節脱臼の要因となる
ので注意する。

7．逆三角形の頂点を股にかぶせる
8．足の付け根からはみ出ているおむつは，おむつカバーの中に入れる

少量汚れた時は，内側の1枚だけ交換すればよいので便利

紙おむつ

パッドタイプ（おむつカバーが必要），テープタイプ，パンツ
タイプがある。子どもが活発な動きをするような月齢になる
とパンツタイプのほうが動きやすい。サイズは体重6kgまで
はSサイズ，5〜11kgまではMサイズ，10kg以上はLサイ
ズを目安とするが，子どもの体格に合わせて選ぶ。

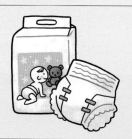

おむつ替えの手順	
おむつ交換をする前に 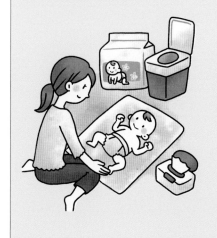	・保育者の身だしなみを整える（爪，腕時計や指輪，名札，ボールペンなど危ないものは外す） ・必要物品を準備する 　おむつ，おむつカバー（必要時），お尻拭き，ビニール袋，防水シーツ（必要時），おむつ替えシートまたはバスタオルなど子どもを寝かせる場所を整えておく ＜注意点＞ ★おむつは子どもの体格に合ったサイズのものを選択する。おむつが子どもの体格に合っていないと，尿や便が漏れたり，子どもの運動が制限される ★おむつの排便処理の際には，ディスポーザブル手袋を着用する ★感染性の胃腸炎などがある場合（可能性がある場合）は，周囲への汚染を避けるため，ディスポーザブルエプロンやおむつ交換シートなどを活用する ・手洗いをする ・保育者の手が冷たい場合は，温めておく

おむつを交換する （テープ型紙おむつの場合）	・子どもにやさしく声をかける ・子どもの足を手前にして，おむつ替えシートの上であおむけに寝かせる ・足元の衣服を脱がせる（腰より上で衣類をまとめておく） ・お尻に片手を差し入れて軽く持ち上げ，新しいきれいなおむつを汚れたおむつの下に引く ・汚れたおむつを開く，便が出ていれば，汚れていない面で便を大まかに拭き取り，おむつの汚れている部分を内側に折り込む。汚れていない部分にお尻を置き，お尻拭きでお尻をきれいに拭く ・尿や便の性状（色，形，臭い，混入物がないかなど）を確認する ・汚れたおむつを丸めて，お尻が汚れないように抜き取る ・あらかじめ入れておいた新しいおむつをあてる ・おむつかぶれがないかを確認する ・おむつの上端は臍の下までとし，指2本程度が入る程度のゆとりをもたせて，左右対称となるようにテープで止める ・背中はおむつがピッタリと張り付いているか確認する（尿や便が背中側からの漏れの原因になる） ・紙おむつの場合，腹部やギャザー部分が外に出ているか確認する（ギャザーが内向きになっていると漏れの原因になる） 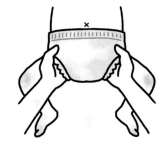 ＜注意点＞ ★脱臼を起こす可能性があるので，足は引っ張らない 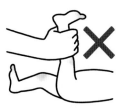 ★乳児は腹式呼吸をしているので，臍より上でおむつを止めてしまうと呼吸の妨げになる。腹部を締め付けすぎないように注意する

第5章　保育所における保健的対応

おむつ交換をした後は	・汚れたおむつをビニール袋に入れ，汚物専用のゴミ箱に入れる ・汚れたディスポーザブルの手袋やエプロンもビニール袋に入れ，汚物専用のゴミ箱に入れる ・保育者の手洗いを徹底する
＜ポイント＞	・おむつ替え中に尿や便が出ることがあるので，すばやくおむつ替えができるように，手元に必要物品（お尻拭き，ビニール袋など）をセッティングしてから行う ・おむつ交換の間，子どもがじっとできるように，おもちゃなどを持たせるとよい ・おむつかぶれがある時は，オイルを使ってお尻を拭き，皮膚への刺激を少なくするとよい

〈沐　浴〉

　沐浴とは大人と同じ浴槽ではなく，ベビーバスなどを使って子どもをお風呂に入れることです。子どもは新陳代謝が活発で汗を多くかきます。あせもや湿疹など皮膚のトラブルを防ぐためにも皮膚を清潔に保つ必要があります。他にも沐浴は，身体の血液循環をよくし，新陳代謝を高めるというメリットもあります。

沐浴の手順	
沐浴をする前に	・沐浴は子どもにとって体力を使うことなので，まずは子どもが沐浴をしていい状態かどうか体調を確認する ・保育者の身だしなみを整える（爪，腕時計や指輪，名札，ボールペンなど危ないものは外す） ・必要物品を準備する 　ベビーバス（浴槽），温度計，かけ湯用ひしゃく，バスタオル（身体を拭く用），ガーゼ（身体を洗う用），石けんや沐浴剤，ヘアーブラシ，綿棒，着替えの衣服とおむつ，ビニール袋，防水シートなど ・環境を整える 　室温は25℃前後にし，ベビーバスのお湯は38〜40℃にする。かけ湯用のお湯（冷めることを考えて41〜43℃くらいにしておく）も準備する

	・沐浴後，すぐに着替えられるように着替えの服とおむつを広げて置いておく <ポイント> ★身体を拭くバスタオルの下におむつを広げて準備しておくと，拭いた後にすぐに着せられる
沐浴をする	・服を脱がせる ・きれいなお湯を使い，ガーゼで顔を拭く（石けんは使わなくてよい） 　1．目を目頭から目尻の方へ向かって拭く 　2．額，頬，顎を3の字を描くように拭く 　3．額と鼻筋，口の周りを拭く 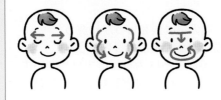 <ポイント> ★お湯につかる前に，安定した場所で顔を拭いておくとよい ★顔を拭く時は，1箇所を拭くたびにガーゼをゆすぐか，拭く面を変える ・利き手ではないほうの手で子どもの後頭部を持ち，利き手で股間からお尻を持って，子どもの足からゆっくりお湯に入れ，全体に湯をかける <ポイント> ★子どもの足を浴槽の底や側面につけると子どもが安心する ★ガーゼを濡らして身体にかけておくと，子どもが落ち着く 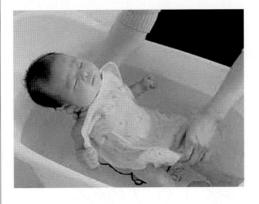 ・頭を洗う 　1．ガーゼで頭を濡らした後，泡立てた石けんで頭の後ろから上に向かって円を描くように洗う 　2．ガーゼを使って石けん成分を洗い流した後，ガーゼを絞り，頭の水分を拭き取る

沐浴をする

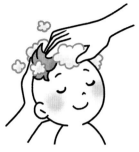

・身体を洗う
　　1．利き手で石けんを泡立ててから首→胸→お腹→腕，脇を洗い，順番
　　　　に流していく
＜ポイント＞
★親指と人差し指で首の付け根をしっかり洗う
★手のひらで円を描くように胸とお腹を洗う
★皮膚が重なっているところは汚れがたまりやすいので，しわや溝の部分
　もしっかり広げて洗い，石けん成分はしっかり取り除く

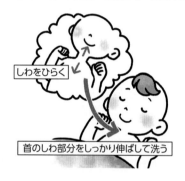

しわをひらく

首のしわ部分をしっかり伸ばして洗う

★腕は，手首を軽く握り，握った手を回転させながら肩まで洗う

・背中を洗う
　　1．利き手で子どもの左脇を支え，子どもの顎を保育者の手首にかけて，
　　　　子どもの胸を利き腕にのせるようにしてうつぶせにする

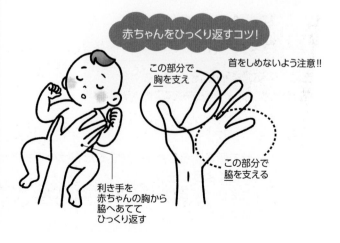

赤ちゃんをひっくり返すコツ！

この部分で胸を支え

首をしめないよう注意!!

この部分で脇を支える

利き手を
赤ちゃんの胸から
脇へあてて
ひっくり返す

沐浴をする	2．背中とお尻を洗う 3．再度，頭と首の後を支えながらゆっくりとあおむけに戻す <注意点> ★子どもの口や顔がお湯につからないように十分注意する ★保育者の手に石けん成分が残っていると滑って危ないので，しっかり手をゆすいでおく ・足を洗う ・お尻(陰部)を洗う ・肩までゆっくりつかり，身体を温める(2～3分) ・足元からかけ湯をし，浴槽から上げる
沐浴をした後は	・バスタオルで静かに押すようにして，水分を拭き取る ・おむつを付け，服を着せる ・ブラシなどで髪の毛を整える ・水分補給として，ミルクや白湯を飲ませる ・浴槽など物品を片付ける
<ポイント>	・泡立てにくい場合は，ポンプ式の泡石けんを使う ・ガーゼは身体を濡らしたり，水分を拭き取る時に使い，洗う時は手で洗うほうが洗いやすい
<注意点>	・子どもは，のぼせやすく，冷めやすい ・石けんの泡が顔にかかったり，目や耳に入らないようにする ・子どもは脱水を起こしやすいので水分補給が大事

② 個別な配慮を必要とする子どもへの対応

　アレルギー疾患や腎疾患，てんかん，内分泌代謝疾患などの慢性疾患を有する子どもたちが，大人へと成長発達する過程においては，医療，福祉，教育が十分に連携し，きめ細かく配慮する必要があります。保育の場面においても，保育者と保護者，主治医などが連携し，その子どもの病態や必要な対応方法，配慮を要する点などに関する情報を共有し対応する必要があります。また，成長に伴って，これらは変化する可能性を念頭におき，必要に応じて見直しましょう。

〈アレルギー疾患〉

　アレルギーとは，過剰な免疫反応です。免疫反応は，本来，細菌やウイルス，カビなど体の外にある有害な"敵"から体を守る仕組みです。アレルギー疾患とは，体にとって無害なものに対しても過剰に反応してしまう状態といえます。代表的なアレルギー疾患は，アトピー性皮膚炎，食物アレルギー，アナフィラキシー，気管支喘息，アレルギー性鼻炎

などがあります。子どものアレルギーでは，食物や，ダニ，ハウスダスト，花粉など，さまざまな環境因子が原因となります。また，運動や発汗などで症状が変化することもあるため注意が必要です。保育所での生活でどのような配慮が必要なのかについて，保護者とよく相談して決定しなければなりません。

図表Ⅱ-5-1　生活管理指導表の活用の流れ

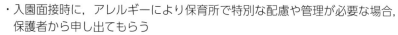

アレルギー疾患をもつ子どもの把握

・入園面接時に，アレルギーにより保育所で特別な配慮や管理が必要な場合，保護者から申し出てもらう
・健康診断や保護者からの申請により，子どもの状況を把握する。

保護者への生活管理指導表の配布

・保育所と保護者との協議のうえ，アレルギー疾患により保育所で特別な配慮や管理が求められる場合に，配付する。

医師による生活管理指導表の記入

・かかりつけ医に生活管理指導表の記載を依頼する(保護者は，保育所における子どもの状況を医師に説明する)。
※医師には，必要に応じ，本ガイドラインの該当ページを参照してもらう。
・保護者は，必要に応じて，その他資料などを保育所に提出する。

保護者との面談

・生活管理指導表をもとに，保育所での生活における配慮や管理(環境や行動，服薬等の管理など)や食事の具体的な対応(除去や環境整備など)について，施設長や担当保育士，調理員などの関係する職員と保護者が協議して対応を決める。
・対応内容の確認とともに，情報共有の同意について確認する。

保育所職員による共通理解

・実施計画書などを作成し，子どもの状況を踏まえた保育所での対応(緊急時含む)について，職員や嘱託医が共通理解をもつ。
・保育所内で定期的に取組状況について報告などを行う。

対応の見直し

・保護者との協議を通じて，1年に1回以上，子どものアレルギーの状態に応じて，生活管理指導表の再提出などを行う。なお，年度の途中において対応が不要となった場合には，保護者と協議・確認のうえ，特別な配慮や管理を終了する。

(厚生労働省：保育所におけるアレルギー対応ガイドライン 2019年改訂版. p.7より引用)

図表Ⅱ-5-2 生活管理指導表（表面）

〈参考様式〉 ※「保育所におけるアレルギー対応ガイドライン」（2019年改訂版）

保育所におけるアレルギー疾患生活管理指導表（食物アレルギー・アナフィラキシー・気管支ぜん息）

提出日 ＿＿年＿＿月＿＿日

名前 ＿＿＿＿＿ 男・女 ＿＿年＿＿月＿＿日生（＿＿歳＿＿ヶ月）＿＿組

この生活管理指導表は保育所の生活において特別な配慮や管理が必要となった場合に限って医師が作成するものです。

	病型・治療	保育所での生活上の留意点
食物アレルギー（あり・なし） **アナフィラキシー**（あり・なし）	**A. 食物アレルギー病型** 1. 食物アレルギーの関与する乳児アトピー性皮膚炎 2. 即時型 3. その他（新生児・乳児消化管アレルギー・口腔アレルギー症候群・ 食物依存性運動誘発アナフィラキシー・その他：　　　） **B. アナフィラキシー病型** 1. 食物（原因：　　　） 2. その他（医薬品・食物依存性運動誘発アナフィラキシー・ラテックスアレルギー・昆虫・動物 のフケや毛） **C. 原因食品・除去根拠** 該当する食品の番号に○をし、かつ《　》内に除去根拠を記載 1. 鶏卵（　　） 2. 牛乳・乳製品（　　） 3. 小麦（　　） 4. ソバ（　　） 5. ピーナッツ（　　） 6. 大豆（　　） 7. ゴマ（　　） 8. ナッツ類*（すべて・クルミ・カシューナッツ・アーモンド・　　　） 9. 甲殻類*（すべて・エビ・カニ・　　　） 10. 軟体類・貝類*（すべて・イカ・タコ・ホタテ・アサリ・　　　） 11. 魚卵*（すべて・イクラ・タラコ・　　　） 12. 魚類*（すべて・サバ・サケ・　　　） 13. 肉類*（鶏肉・牛肉・豚肉・　　　） 14. 果物類*（キウイ・バナナ・　　　） 15. その他（　　　　　　　　） [除去根拠] 該当するものを番号で記載 ①明らかな症状の既往 ②食物負荷試験陽性 ③IgE抗体等検査結果陽性 ④未摂取 **D. 緊急時に備えた処方薬** 1. 内服薬（抗ヒスタミン薬、ステロイド薬） 2. アドレナリン自己注射薬「エピペン®」 3. その他（　　　）	**A. 給食・離乳食** 1. 管理不要 2. 管理必要（管理内容については、病型・治療のC欄及びE欄を参照） **B. アレルギー用調整粉乳** 1. 不要 2. 必要　下記該当ミルクに○、又は（　）内に記入 ミルフィー HP・ニューMA-1・MA-mi・ペプディエット・エレメンタルフォーミュラ その他（　　　） **C. 除去食品においてより厳しい除去が必要なもの** 病型・治療のC欄で除去の際に、より厳しい除去 が必要なもののみに○をつける ※本欄に○がついた場合、給食対応が困難となる場合が あります。 1. 鶏卵：　卵殻カルシウム 2. 牛乳・乳製品：　乳糖 3. 小麦：　醤油・酢・麦茶 6. 大豆：　大豆油・醤油・味噌 7. ゴマ：　ゴマ油 12. 魚類：　かつおだし・いりこだし 13. 肉類：　エキス **D. 食物・食材を扱う活動** 1. 管理不要 2. 原因食材を教材とする活動の制限（　　　） 3. 調理活動時の制限（　　　） 4. その他（　　　）	**E. 特記事項** （その他に特別な配慮や管理が必要な事項がある 場合には、医師が保護者と相談のうえ記載。対応 内容は保育所が保護者と相談のうえ決定）
気管支ぜん息（あり・なし）	**A. 症状のコントロール状態** 1. 良好 2. 比較的良好 3. 不良 **B. 長期管理薬（短期追加治療薬を含む）** 1. ステロイド吸入薬 剤形：　　　　投与量（日）：　　　 2. ロイコトリエン受容体拮抗薬 3. DSCG吸入薬 4. ベータ刺激薬（内服・貼付薬） 5. その他（　　　） **C. 急性増悪（発作）治療薬** 1. ベータ刺激薬吸入 2. ベータ刺激薬内服 3. その他（　　　） **D. 急性増悪（発作）時の対応（自由記載）**	**A. 寝具に関して** 1. 管理不要 2. 防ダニシーツ等の使用 3. その他の管理が必要（　　　） **B. 動物との接触** 1. 管理不要 2. 動物への反応が強いため不可 動物名（　　　） 3. 飼育活動等の制限（　　　） **C. 外遊び、運動に対する配慮** 1. 管理不要 2. 管理必要 （管理内容：　　　） **D. 特記事項** （その他に特別な配慮や管理が必要な事項がある 場合には、医師が保護者と相談のうえ記載。対応 内容は保育所が保護者と相談のうえ決定）

★保護者
電話：
【緊急連絡先】連絡医療機関
医療機関名：
電話：

記載日
＿＿年＿＿月＿＿日
医師名
医療機関名
電話

記載日
＿＿年＿＿月＿＿日
医師名
医療機関名
電話

●保育所における日常の取り組み及び緊急時の対応に活用するため、本表に記載された内容を保育所の職員及び消防機関・医療機関等と共有することに同意しますか。

・同意する
・同意しない

保護者氏名＿＿＿＿＿＿＿＿＿＿

（厚生労働省：保育所におけるアレルギー対応ガイドライン 2019年改訂版．p.8より引用）

第5章 保育所における対応

図表 Ⅱ - 5 - 3　生活管理指導表（裏面）

（参考様式）※「保育所におけるアレルギー対応ガイドライン」（2019年改訂版）

保育所におけるアレルギー疾患生活管理指導表（アトピー性皮膚炎・アレルギー性結膜炎・アレルギー性鼻炎）　　提出日　　　　年　　月　　日

名前＿＿＿＿＿＿＿＿＿　男・女　＿＿年＿＿月＿＿日生（　　歳　　ヶ月）　　　　組

この生活管理指導表は保育所の生活において特別な配慮や管理が必要となった場合に限って医師が作成するものです。

	病型・治療	保育所での生活上の留意点	
ア **ト** **ピ** **ー** **性** **皮** **膚** **炎** （あり・なし）	**A. 重症度のめやす（厚生労働科学研究班）** 1. 軽症：面積に関わらず、軽度の皮疹のみみられる。 2. 中等症：強い炎症を伴う皮疹が体表面積の10%未満にみられる。 3. 重症：強い炎症を伴う皮疹が体表面積の10%以上、30%未満にみられる。 4. 最重症：強い炎症を伴う皮疹が体表面積の30%以上にみられる。 ※軽度の皮疹：軽度の紅斑、乾燥、落屑主体の病変 ※強い炎症を伴う皮疹：紅斑、丘疹、びらん、浸潤、苔癬化などを伴う病変 **B-1. 常用する外用薬**　　**B-2. 常用する内服薬**　**C. 食物アレルギーの合併** 1. ステロイド軟膏　　1. 抗ヒスタミン薬　　1. あり 2. タクロリムス軟膏　2. その他（　　）　2. なし 　（「プロトピック®」） 3. 保湿剤 4. その他（　　　）	**A. プール・水遊び及び長時間の紫外線下での活動** 1. 管理不要 2. 管理必要（　　　　　） **B. 動物との接触** 1. 管理不要 2. 動物への反応が強いため不可 　　動物名（　　　） 3. 飼育活動等の制限 　　（　　　　　） 4. その他（　　　） **C. 発汗後** 1. 管理不要 2. 管理必要（管理内容：　　） 3. 夏季シャワー浴 　　（施設で可能な場合）	**D. 特記事項** （その他に特別な配慮や管理が必要な事項がある場合には、医師が保護者と相談のうえ記載。対応内容は保育所が保護者と相談のうえ決定） 記載日　　　　年　　月　　日 医師名 医療機関名 電話
ア **レ** **ル** **ギ** **ー** **性** **結** **膜** **炎** （あり・なし）	**A. 病型** 1. 通年性アレルギー性結膜炎 2. 季節性アレルギー性結膜炎（花粉症） 3. 春季カタル 4. アトピー性角結膜炎 5. その他（　　　） **B. 治療** 1. 抗アレルギー点眼薬 2. ステロイド点眼薬 3. 免疫抑制点眼薬 4. その他（　　　）	**A. プール指導** 1. 管理不要 2. 管理必要（管理内容：　　） 3. プールへの入水不可 **B. 屋外活動** 1. 管理不要 2. 管理必要（管理内容：　　）	**C. 特記事項** （その他に特別な配慮や管理が必要な事項がある場合には、医師が保護者と相談のうえ記載。対応内容は保育所が保護者と相談のうえ決定） 記載日　　　　年　　月　　日 医師名 医療機関名 電話
ア **レ** **ル** **ギ** **ー** **性** **鼻** **炎** （あり・なし）	**A. 病型** 1. 通年性アレルギー性鼻炎 2. 季節性アレルギー性鼻炎（花粉症） 　　主な症状の時期：春、夏、秋、冬 **B. 治療** 1. 抗ヒスタミン薬・抗アレルギー薬（内服） 2. 鼻噴霧用ステロイド薬 3. 舌下免疫療法 4. その他（　　　）	**A. 屋外活動** 1. 管理不要 2. 管理必要（管理内容：　　） **D. 特記事項** （その他に特別な配慮や管理が必要な事項がある場合には、医師が保護者と相談のうえ記載。対応内容は保育所が保護者と相談のうえ決定）	記載日　　　　年　　月　　日 医師名 医療機関名 電話

●保育所における日常の取り組み及び緊急時の対応に活用するため、本表に記載された内容を各保育所の職員及び消防機関・医療機関等と共有することに同意しますか。

・同意する
・同意しない

保護者氏名＿＿＿＿＿＿＿＿＿＿

（厚生労働省：保育所におけるアレルギー対応ガイドライン 2019年改訂版、p.8より引用）

●アトピー性皮膚炎

　アトピー性皮膚炎は，皮膚が乾燥し，かゆみのある湿疹が出たり治ったりを繰り返す疾患です。"遺伝的な体質"とさまざまな"環境条件"が重なって発症します。"遺伝的な体質"では，①皮膚が乾燥しやすく，体の外からの刺激から皮膚を守るバリア機能が弱いため，さまざまな刺激に敏感であることと，②アレルギー反応を生じやすい，の2点が重要です。"環境条件"としては，ダニ，ハウスダスト，食物，動物の毛，汗，シャンプーや洗剤，プールの塩素，生活リズムの乱れやかぜなどの感染症など，さまざまな悪化因子があります。

図表Ⅱ-5-4　アトピー性皮膚炎のバリア機能障害

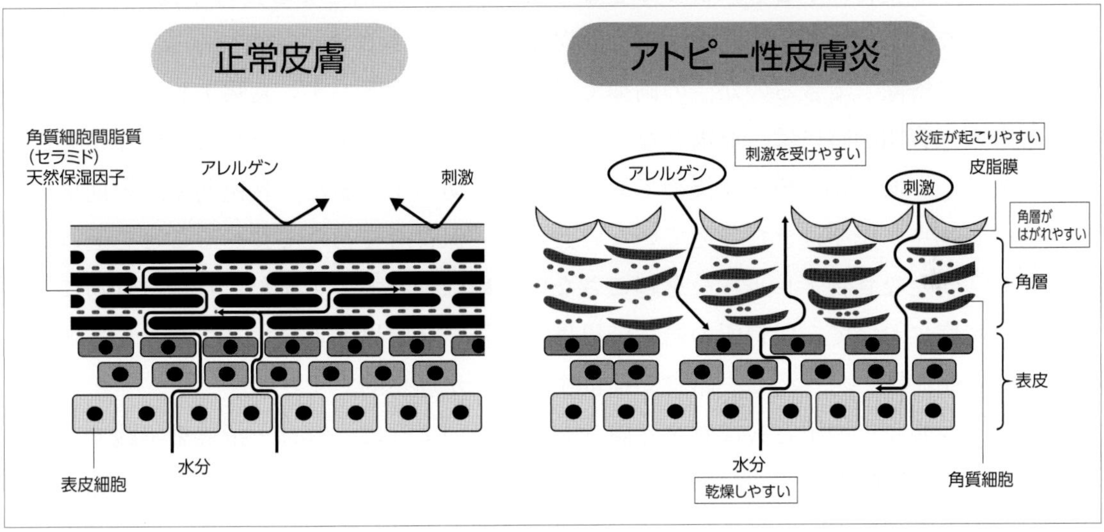

(環境再生保全機構：ぜん息悪化予防のための小児アトピー性皮膚炎ハンドブック(平成21年7月). p.5を参照して作成)

　治療の基本は，①清潔，②保湿，③刺激を避ける（原因や悪化因子を取り除く）の3点です。状態を改善させるためには長期にわたってケアが必要ですが，一方で，一時的に悪化因子にさらされることで一気に悪化することもあり注意深い対応が必要です。子どもによって必要な対応が異なるため，保護者とよく相談しておく必要があります。

①**清潔**：皮膚の清潔を保つために，汗をかいた後の対応（すぐに拭く，手足を洗う，着替えるなど），プールの後の対応（塩素を洗い流すなど）などが必要な場合があります。

②**保湿**：皮膚が乾燥しやすく，バリア機能が弱いため，体の外からの刺激に過敏になっていることから，皮膚を保湿するために保湿剤を塗る必要がある場合があります。また，刺激によって引き起こされた炎症，かゆみを抑えるための外用薬（ステロイド軟膏など）を塗る必要がある場合もあります。

③**刺激を避ける（原因や悪化因子を取り除く）**：室内や寝具の清掃，原因となる食物の除去，長時間紫外線を浴びることを避ける，動物との接触を避けるなどの対策が必要な場合があります。

● **食物アレルギー**

　食物アレルギーでは，特定の食物を食べた後に，アレルギー反応が起こり，蕁麻疹などの皮膚症状，咳・喘鳴（ゼーゼー，ヒューヒュー）などの呼吸器症状，腹痛・嘔吐などの消化器症状など多彩な症状が出現します。複数の症状が同時に出現した状態をアナフィラキシーといいます。症状が出現した場合は，できるだけ早期に適切な対処を行う必要があります。

　原因となる食物は子どもによってさまざまであり，「原因となる食物を食べないこと」が基本的な対応方法です。原因となる食物は，"原材料も含めて完全に除去"するのか，"全面的に解除"できるのか，の両極で対応を進めるべきです。食物アレルギーをもつ子どもの保育開始時には，原因となる食品の種類，症状が出現した時の対応などを保護者と相談し，あらかじめ取り決めておくことが大切です。また，乳児期や幼児期早期の食物アレルギー児ではまだ与えていない食物を"保育所で初めて食べることを避ける"ことも，新たな食物アレルギーを起こさないために重要です。新たに食べる食物については，家庭において，保育所の給食で提供する量を2回以上食べて，まったく症状が出ないことを確認したうえで，給食で提供することが理想的です。

　食物アレルギーの子どもに対する誤食を招かないように，教育・指導を実践するツールとして，「食物アレルギー　ひやりはっと事例集」（www.fujita-hu.ac.jp/general-allergy-center/activity/hiyarihatto/（藤田医科大総合アレルギーセンター）2023年10月9日確認）などを利用することができます。

　食物アレルギーは年齢とともに改善することも多いので，定期的に医師による診断を確認し，不必要な食物の制限が長期にならないようにする配慮も必要です。

　症状が出現した時には，皮膚症状のみの軽い症状に対する内服薬の内服，喘鳴，呼吸困難，嘔吐などの中等症から重症の症状に対してはアナフィラキシーに準じた対応（エピペン®（アドレナリン自己注射薬剤）の使用を含む）があります。（アナフィラキシーの項を参照）

● **アナフィラキシー**

　アレルギー反応により，蕁麻疹などの皮膚症状，咳・喘鳴（ゼーゼー，ヒューヒュー）などの呼吸器症状，腹痛・嘔吐などの消化器症状などの症状が，複数同時に急激に出現した状態をいいます。その中でも，血圧が低下し，意識レベルの低下を認めるような場合を"アナフィラキシーショック"といい，生命にかかわる重大な状態を意味します。

　原因としては，食物が多いですが，医薬品，ラテックス（天然ゴム），昆虫による刺傷などもアナフィラキシーの原因となることがあります。

　アナフィラキシーを疑わせる症状がみられた場合は，**図表Ⅱ-5-6**の症状チェックシートなどを参考にして子どもの症状に合わせて対応します。アレルギー疾患をもつ子どもに，**図表Ⅱ-5-5**に示す症状が一つでもみられたら，医療機関への搬送を急ぎます。保育所でエピペン®（アドレナリン自己注射薬剤）の投与が必要となる場合もあり得ます。緊急時に保育士などがエピペン®を注射することも想定し，あらかじめ保護者や嘱託医，主治医と十分と協議し体制を整えておく必要があります。

図表Ⅱ-5-5　一般向けエピペン®の適応（日本小児アレルギー学会）

エピペン®が処方されている患者でアナフィラキシーショックを疑う場合，下記の症状が一つでもあれば使用すべきである。		
消化器の症状	• 繰り返し吐き続ける	• 持続する強い（がまんできない）お腹の痛み
呼吸器の症状	• のどや胸が締め付けられる　• 声がかすれる　• 犬が吠えるような咳　• 持続する強い咳込み　• ゼーゼーする呼吸　• 息がしにくい	
全身の症状	• 唇や爪が青白い　• 脈を触れにくい・不規則　• 意識がもうろうとしている　• ぐったりしている　• 尿や便を漏らす	

当学会としてエピペン®の適応の患者さん・保護者の方への説明，今後作成される保育所（園）・幼稚園・学校などのアレルギー・アナフィラキシー対応のガイドライン，マニュアルはすべてこれに準拠することを基本とします。

（日本小児アレルギー学会：一般向けエピペン®の適応. 2013より引用）

🔲 保育所でのエピペン®（アドレナリン自己注射薬剤）の使用について

　エピペン®を保育所で一時的に預かる場合，緊急時の対応について保護者と十分に話し合って決定し，また，定期的にその内容を確認し必要に応じて見直す必要があります。緊急時に使用することとなるエピペン®の管理運用のポイントは以下の通りです。

- アナフィラキシー発症に備えてすぐに取り出せる場所に保管すること
- 子どもの手が届かない場所に保管すること
- 職員全員がエピペン®の保管場所を知っていること

【症状チェックシート】

◆迷ったらエピペン®を使用する
◆症状は急激に変化する可能性がある
◆少なくとも5分ごとに症状を注意深く観察する
◆　　　　の症状が1つでもあてはまる場合，エピペン®を使用する
　　　　　　　　　　　　　　　（内服薬を飲んだ後にエピペン®を使用しても問題ない）

◆症状のチェックは緊急性が高い，左の欄から行う　（　　　　→　　　　→　　　　）

全身の症状	□ぐったり □意識もうろう □尿や便を漏らす □脈が触れにくいまたは不規則 □唇や爪が青白い		
呼吸器の症状	□のどや胸が締め付けられる □声がかすれる □犬が吠えるような咳 □息がしにくい □持続する強い咳き込み □ゼーゼーする呼吸	□数回の軽い咳	
消化器の症状	□持続する強い（がまんできない）おなかの痛み □繰り返し吐き続ける	□中等度のおなかの痛み □1～2回の嘔吐 □1～2回の下痢	□軽い（がまんできる）おなかの痛み □吐き気
目・口・鼻・顔の症状	上記の症状が 1つでもあてはまる場合	□顔全体の腫れ □まぶたの腫れ	□目のかゆみ，充血 □口の中の違和感，唇の腫れ □くしゃみ，鼻水，鼻づまり
皮膚の症状		□強いかゆみ □全身に広がる蕁麻疹 □全身が真っ赤	□軽度のかゆみ □数個の蕁麻疹 □部分的な赤み
		1つでもあてはまる場合	1つでもあてはまる場合
	①ただちにエピペン®を使用 ②救急車を要請（119番） ③その場で安静を保つ ④その場で救急隊を待つ ⑤可能なら内服薬を飲ませる （　　　　　　　　　　）	①内服薬を飲ませ，エピペン®を準備 （　　　　　　　　　　） ②速やかに医療機関を受診 （救急車の要請も考慮） （　　　　　　　　　　） ③医療機関に到着するまで少なくとも5分ごとに症状の変化を観察。　　　の症状が1つでもあてはまる場合，エピペン®を使用	①内服薬を飲ませる （　　　　　　　　　　） （　　　　　　　　　　） ②少なくとも1時間は，5分ごとに症状の変化を観察し，症状の改善がみられない場合医療機関を受診 （　　　　　　　　　　）
	ただちに救急車で 医療機関へ搬送	速やかに 医療機関を受診	安静にし 注意深く経過観察

（環境再生保全機構：ぜん息予防のためのよくわかる食物アレルギー対応ガイドブック2014．（2016年10月）より改変）

● 気管支喘息

　気管支喘息は，アレルギー反応の原因となる抗原にさらされた時や呼吸器感染症にかかった時などに，発作的に咳や"ヒューヒュー"という笛性喘鳴を伴う呼吸困難を繰り返す疾患です。これらの症状は，自然にあるいは治療により軽快，治癒しますが，ごくまれに死に至ることもあります。通常は全く症状がなく元気であるため，保護者から子どもの病歴や発作の誘因，発作時の状態などを詳しく聞き，症状や対応を把握しておく必要があります。

　アレルギー反応の原因となる抗原として重要なものは，室内塵中のダニ（ヒョウヒダニ，チリダニ）であり，保育所で使用する寝具などに配慮を要する場合もあります。また，動物と接触した時，一定量を超える運動を急にした時，乾燥した冷たい空気を吸い込んだ時，などによっても呼吸困難発作を認める場合もあります。寝具，動物との接触について制限が必要かどうか，運動制限が必要かどうかなど，どのような配慮が必要かについてあらかじめ保護者とよく相談しておく必要があります。

　治療は，①急性期の治療（＝呼吸困難発作に対する治療）と，②慢性期の治療に分けられます。①呼吸困難発作に対する治療は，気管支拡張薬（ベータ刺激薬）の吸入が中心となります。呼吸困難発作を認めた場合の対応方法は，保護者，主治医，嘱託医と十分に相談していく必要があります。②慢性期の治療は，長期間にわたって継続する必要があります。吸入ステロイド剤やロイコトリエン受容体拮抗薬の内服による治療が行われますが，通常は家庭で吸入や内服させるため，保育所での実施の対象とはならないと考えられます。

〈循環器疾患〉

　心臓は，全身の臓器に酸素を十分に含んだ血液を送り出す機能と，全身から戻ってきた血液を肺に送り出す機能との2つのポンプの役割を果たしています。心臓が正常に機能することで，心臓から血液が拍出され，正常な血圧が保たれ，全身の臓器に酸素を十分に含んだ血流を保つ，すなわち，"よい循環を保つ"ことができます。心臓の疾患（循環器疾患）を有する場合，"よい循環を保ちにくい"状態となり，日常生活を送るうえで配慮が必要になる場合があります。

　子どもの主な循環器疾患には次の3つがあります。

● 先天性心疾患（形態の異常）

　心臓に穴があいている，心臓の部屋の数が異なる，血管が狭い・閉鎖しているなどの原因により，全身の低酸素状態，全身や肺への血流過剰／過少などを呈します。生後すぐに治療を開始しなければ死に至る疾患から，学童期になってからようやく発見されるような疾患まで，さまざまな病態があります。また，同じ疾患名であっても，手術後の

状態や合併症の程度によって病態が異なります。

●不整脈（リズムの異常）

　脈拍が乱れる，脈が異常に速い／遅いなどの原因により，血液を拍出する量が減少します。ただちに治療を行わないと死に至る可能性のある場合から，突然死の原因となる場合，全く危険のない場合まであります。

●心機能低下（ポンプ機能の異常）

　生まれつき心筋が弱い（心筋症），心筋炎，手術，薬剤などの原因により心筋自体の働きが悪く，よい循環を保ちにくい疾患です。

　障害されている心機能を助け，よい循環を維持するために，利尿剤や強心剤などの内服，水分や塩分の制限，運動制限，酸素投与などによる治療が行われます。

　同じ疾患名であっても，一人ひとりの血行動態や合併症などによって，日常生活で気をつける点，どの程度の運動が可能か，遠足や運動会など行事への参加など，個別の対応が必要になります。一方で活動を制限しすぎて，子どもの QOL を低下させ健全な発育を妨げないようにもしなければなりません。保護者，主治医と情報を共有しよく相談して対応を決めていく必要があります。

〈腎疾患〉

　子どもでみられる慢性腎疾患には，慢性糸球体腎炎，遺伝性腎炎，先天性ネフローゼ症候群，先天性水腎症，低形成・異形成腎，多発性嚢胞腎などがあります。日本学校保健会による「学校検尿のすべて　令和2年改訂」では，子どもの腎疾患の管理について，「過剰な運動制限，食事制限は避け，子どもの成長・発達を妨げることがないようにする必要があり，定期的な通院や決められた薬の内服などの治療を確実に行うことが最も大切である」と示されています。学校生活管理指導表を用いた運動に関する指導区分の目安（**図表Ⅱ-5-7**）や食事制限の目安（**図表Ⅱ-5-8**）を参考にできます。保護者，主治医と子どもの病態と配慮する点について情報を共有し，対応を確認する必要があります。

〈てんかん〉

　てんかんとは，脳の神経細胞の過剰な電気的興奮に伴い"意識障害"や"けいれん発作"などが発作的に繰り返し起こる慢性の脳の疾患です。

　発作のタイプ，治療に対する反応，病状の経過，合併する症状によって対応が異なります。また，てんかんを引き起こす基礎疾患として，染色体異常や脳奇形，代謝異常症などを有する場合もあります。基礎疾患を有する場合は，基礎疾患に伴うてんかん以外の症状に対しても，配慮を要する場合が多いです。

　抗てんかん薬による薬物療法で，発作が抑制されている場合は，基本的には生活制限は不要です。しかし，宿泊を伴う行事などの際には，内服薬の情報などについて得ておく必

図表Ⅱ-5-7　指導区分の目安

指導区分	慢性腎炎症候群	無症候性血尿または蛋白尿	急性腎炎症候群	ネフローゼ症候群	慢性腎臓病(腎機能が低下している,あるいは透析中)
A. 在宅	在宅医療または入院治療が必要なもの		在宅医療または入院治療が必要なもの	在宅医療または入院治療が必要なもの	在宅医療または入院治療が必要なもの
B. 教室内学習のみ	症状が安定していないもの[1]	症状が安定していないもの	症状が安定していないもの	症状が安定していないもの	症状が安定していないもの
C. 軽い運動のみ			発症後3か月以内でP/C比0.5g/gCr程度のもの		
D. 軽い運動および中程度の運動のみ(激しい運動は見学)[2]	P/C比0.5g/gCr以上のもの[3][4]	P/C比0.5g/gCr以上のもの[3]	発症後3か月以上でP/C比0.5g/gCr以上のもの[3][5]	P/C比0.5g/gCr以上のもの[3]	症状が安定していて,腎機能が2分の1以下[6]か透析中のもの
E. 普通生活	P/C比0.4g/gCr以下[7],あるいは血尿のみのもの	P/C比0.4g/gCr以下[7],あるいは血尿のみのもの	P/C比0.4g/gCr以下[7],あるいは血尿が残るもの,または尿所見が消失したもの	ステロイドの投与による骨折などの心配のないもの[8]。症状がないもの	症状が安定していて,腎機能が2分の1以下のもの

上記はあくまでも目安であり，患児，家族の意向を尊重した主治医の意見が優先される。
[1] 症状が安定していないとは浮腫や高血圧などの症状が不安定な場合をさす。
[2] 表に該当する疾患でもマラソン，競泳，選手を目指す運動部活動のみを禁じ，その他は可として指導区分Eの指示を出す医師も多い。
[3] P/C比(尿蛋白/尿クレアチニン比)を測定していない場合は尿蛋白2＋以上とする。
[4] 抗凝固薬(ワーファリンなど)を投与中の時は主治医の判断で頭部を強くぶつける運動や強い接触を伴う運動は禁止される。
[5] 腎生検の結果で慢性腎炎症候群に準じる。
[6] 腎機能が2分の1以下とは各年齢における正常血清クレアチニンの2倍以上をさす。
[7] P/C比(尿蛋白/尿クレアチニン比)を測定していない場合は尿蛋白1＋以下とする。
[8] ステロイドの通常投与では骨折しやすい状態にはならないが，長期間あるいは頻回に服用した場合は起きうる。骨密度などで判断する。

(日本学校保健会：学校検尿のすべて　令和2年改訂．p.66より引用)

図表Ⅱ-5-8　食事制限の目安

	慢性腎炎症候群	無症候性血尿または蛋白尿	急性腎炎症候群	ネフローゼ症候群	慢性腎臓病(腎機能が低下している，あるいは透析中)
浮腫や高血圧などの症状がある時	1日塩分摂取量の目安[1]を参考に食欲を失わない程度の塩分制限を行う。		水分制限。塩分制限も1日1～3g程度から開始する(ただし食欲を失わない程度で)。	水分制限は状態によって主治医が判断する。1日塩分摂取量の目安[1]を参考に食欲を失わない程度の塩分制限を行う。蛋白質は年齢相当の量[2]を摂取する。	水分制限。1日塩分摂取量の目安[1]を参考に食欲を失わない程度の塩分制限を行う[3]。蛋白質は年齢相応の量[2]を摂取する。高カリウム血症がある場合はカリウム制限も行う。
浮腫や高血圧などの症状がない時	制限なし				

[1] 1日塩分摂取量の目安は3～5歳で5g未満，6～9歳で7g未満，10～17歳で10g未満。
[2] 1日蛋白質摂取量の目安は3～5歳で25g，6～9歳で30～40g，10～17歳で男児は50～65g，女児は50～55g。
[3] 小児の腎不全で多い先天性腎尿路異常で塩分が尿に漏れやすいタイプの場合は，体内の塩分や水分が不足して脱水になりやすい状態になる。たとえ腎機能が悪くても尿量が多い場合は塩分が通常より多く必要になることもある。

(日本学校保健会：学校検尿のすべて　令和2年改訂．p.68より引用)

第5章　保育所における保健的対応

要があります。

　抗てんかん薬による薬物療法などを行っても発作がうまくコントロールされていない場合は，発作時の対応法や日常生活における注意点，発作の誘発要因などの情報を保護者，主治医から正確に伝えてもらい，正しい知識を得て対応します。発作時の対応法としては，経過観察でよい場合，抗けいれん薬を使用する場合，救急搬送を要する場合など，主治医の指示を確認しましょう。また，運動時，プール利用時に発作が起こった場合，けがや溺水の可能性もあることを念頭においた配慮が必要です。

〈代謝性疾患〉

● Ⅰ型糖尿病

　糖尿病とは，インスリンの作用不足のために，血糖値のコントロールがうまくできず，慢性的な高血糖の状態となる疾患です。Ⅰ型糖尿病は，体内のインスリンが絶対的に欠乏していることが高血糖となる原因であるため，インスリン量を血糖値に合わせて細かく調整して注射する必要があります。インスリンを注射する方法は，食前などに１日に何回か自己注射を行う頻回注射法（MDI）と，皮下に留置したカテーテルからインスリンを持続注入する持続皮下注入療法（CSII）とがあります。

　食事や運動が血糖値の変化と関連するため，保育所での食事や運動については家族や主治医と十分に話し合う必要があります。感染症などの病気になった時に高血糖となったり，インスリンの過剰投与，食事摂取量の不足，普段よりも運動量が多かった時などに低血糖となったりします。普段から，感染症などになった時の対応や低血糖が疑われる症状（**図表Ⅱ-5-9**）を認めた時の対応についても，糖尿病患児の治療・緊急連絡法などの連絡表（**図表Ⅱ-5-10**）なども活用し保護者や主治医と話し合っておき，すぐに対応できるように準備しておく必要があります。

図表Ⅱ-5-9　低血糖の時にみられる症状

第1段階（軽度）：血糖値 60～70mg/dL
「おなかが空いた」など空腹を訴える・あくび・倦怠感

第2段階（中等度）：血糖値 40～50mg/dL
顔色不良・四肢冷感・発汗・動悸

第3段階（高度）：血糖値 40mg/dL 以下
ぼーっとする・寝てしまう・意識消失・けいれん

図表 II-5-10　糖尿病患児の治療・緊急連絡法等の連絡表

学校名		年　　組		記載日	年　　月　　日
				医療機関	
氏名		男・女		医師名	印
生年月日	昭和・平成　　年　月　日			電話番号	

要管理者の現在の治療内容・緊急連絡法

診断名　　　①1型(インスリン依存型)糖尿病　　②2型(インスリン非依存型)糖尿病

現在の治療　1．インスリン注射：　　1日　　回　　　　　　昼食前の学校での注射(有・無)
　　　　　　　　　学校での自己血糖値測定　(有・無)
　　　　　　2．経口血糖降下薬：　薬品名(　　　　　　　)　学校での服用　　　(有・無)
　　　　　　3．食事・運動療法のみ
　　　　　　4．受診回数　　　回／月

緊急連絡先　保護者　氏名　　　　　　　　　　　　　自宅 TEL
　　　　　　　　　　勤務先(会社名　　　　　　　　　TEL　　　　　　　)
　　　　　　主治医　氏名　　　　　　　施設名　　　　　　　TEL

学校生活一般：基本的には健常児と同じ学校生活が可能である

1．食事に関する注意
　　学校給食　　　　①制限なし　　②お代わりなし　　③その他(　　　　　　　)
　　宿泊学習の食事　①制限なし　　②お代わりなし　　③その他(　　　　　　　)
　　補食　　　　　　①定時に(　　　時　食品名　　　　　　　　　　　　　　)
　　　　　　　　　　②必要な時のみ　(どういう時　　　　　　　　　　　　　)
　　　　　　　　　　　　　　　　　　(食品名　　　　　　　　　　　　　　　)
　　　　　　　　　　③必要なし

2．日常の体育活動・運動部活動について
　　「日本学校保健会　学校生活管理指導表」を参照のこと

3．学校行事(宿泊学習，修学旅行など)への参加及びその身体活動
　　「日本学校保健会　学校生活管理指導表」を参照のこと

4．その他の注意事項

低血糖が起こった時の対応 *

程度	症状	対応
軽度	空腹感，いらいら，手がふるえる	グルコース錠2個 (40kcal＝0.5単位分。入手できなければ，スティックシュガー10g)
中等度	黙り込む，冷汗，蒼白異常行動	グルコース錠2個(あるいは，スティックシュガー10g) さらに多糖類を40〜80kcal（0.5〜1単位分）食べる。 (ビスケットやクッキーなら2〜3枚，食パンなら1/2枚，小さいおにぎり1つなど) 上記補食を食べた後，保健室で休養させ経過観察する。
高度	意識障害，けいれんなど	保護者・主治医に緊急連絡し，救急車にて主治医または近くの病院に転送する。救急車を待つ間，砂糖などを口内の頬粘膜になすりつける。

＊軽度であっても低血糖が起こった時には，保護者・主治医に連絡することが望ましい。

（日本学校保健会：学校検尿のすべて　令和2年改訂．p.112より引用）

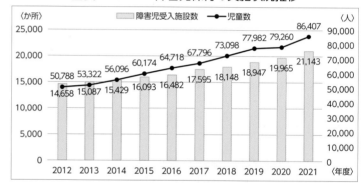

③ 障害がある子どもへの対応

新生児医療や救急医療，小児外科医療などの技術向上によって，救われる命が増えました。一方で，障害を抱えながら生活する子どもたちも増えています（**図表Ⅱ-5-11**）。障害をもつ子どもたちが地域で家族とともに安心した生活を送るために，それぞれの障害に応じたきめ細かい対応が不可欠です。また，複数の障害を抱えている場合や，てんかんや心疾患などの慢性疾患も合併している場合もあり，障害の原因となっている基礎疾患や合併する疾患について知ることも大切です。障害をもつ子どもたちの保育を行うためには，必要な機関や医師・看護師等の専門家としっかり連携をとり，障害の種類や程度，障害に伴う制限，必要な配慮を理解し（**図表Ⅱ-5-12**），また症状が悪化した場合や緊急時の判断の基準やその対応を明らかにしておく必要があります。一方で可能な範囲内で最大限に活動に参加できるように工夫することも重要です。

児童福祉法や障害者総合支援法では，"障害児"とは，身体に障害のある児童，知的障害のある児童，精神に障害のある児童（発達障害児を含む），または，治療法が確立していない疾病やその他特殊な疾病で一定の障害を認める児童，と定義されています。

図表Ⅱ-5-11　障害児保育の実施状況推移

注：各年度3月31日時点　　資料：厚生労働省
（内閣府：令和5年度版　障害者白書．p.71より引用）

図表Ⅱ-5-12　障害の種類と保育を行う上での配慮

障害の種類	医療器材・医療ケア	保育を行ううえでの配慮
呼吸器	気管切開，エアウエイ，酸素療法人工呼吸器，吸入，吸引	姿勢や体位への配慮排痰の促し，運動負荷への配慮
循環器	ペースメーカーの使用，酸素療法	運動負荷への配慮
神経・筋・骨	装具，車いすの使用	麻痺や欠損への対応けいれん時の対応，易骨折性への配慮
腎・消化器	経管栄養・胃瘻・腸瘻，人工肛門腎瘻，膀胱瘻，自己導尿，透析	水分，栄養摂取への配慮摂食と排泄の介助
内分泌・代謝	自己注射	水分，栄養摂取への配慮注射の管理や介助
免疫・アレルギー	ステロイド，免疫抑制剤の使用食事制限	易感染性，食材や摂取方法への配慮アレルゲンへの配慮アナフィラキシーショックへの対応
感覚器	補聴器，人工内耳，イヤーマフ，眼鏡	コミュニケーションへの配慮
精神・発達		周囲とのコミュニケーションへの支援危険認知への配慮，行動制御など

（本田真美，弦田友紀，岡田　悠：地域で支える障害者保育．小児内科 49：427，2017より引用）

〈身体障害〉

●肢体不自由

　四肢の麻痺や欠損，体幹の機能障害のため，日常生活，社会生活に相当な制限を受ける状態にある者をいいます。子どもの肢体不自由の原因として最も多いのは脳性麻痺であり，その他，二分脊椎，筋ジストロフィー，奇形症候群などがあります。

　脳性麻痺とは，受胎〜新生児期（生後4週以内）に生じた非進行性，永続性の脳障害によって運動機能と姿勢の障害を指します。麻痺の部位や症状で分類されますが，障害の程度を判別する尺度としては，粗大運動能力分類システム（Gross Motor Function Classification System：GMFCS）が広く用いられています（**図表Ⅱ-5-13**）。GMFCSのレベルから，子どもの運動能力を把握することができます。活動に参加できるようにそれぞれの子どもの運動能力に応じた工夫が重要です。また，障害に応じてさまざまな装具や車いすを使用する場合がありますが，装具の使用方法（装着方法やどのような時に使用するかなど）についての理解も必要です。

　筋ジストロフィーなどの病状が進行する疾患には，疾患によって進行するスピードは異なりますが，運動機能が徐々に低下していくものもあり，運動機能の変化に対する注意も必要です。

　それぞれの障害に対する合理的配慮のもとで，積極的に活動に参加することは，子どもの心身の発達にとって非常に重要です。

第5章　保育所における保健的対応

図表Ⅱ-5-13　粗大運動能力分類システム（GMFCS）

レベル	運動能力
Ⅰ	制限なしに歩く
Ⅱ	歩行補助具なしに歩く
Ⅲ	歩行補助具を使って歩く
Ⅳ	自力移動が制限
Ⅴ	電動車いすや環境制御装置を使っても自動運動が非常に制限されている

●視覚障害

　視覚障害は眼鏡やコンタクトレンズで矯正しても視力や視野障害が十分回復されない状態をいい，大きく2つ（盲と弱視）に分類されます。盲は視覚からの情報を全く得られない（明暗さえ識別できない状態），あるいは，視覚からの情報がほとんど得られない状態（明暗のみ識別できる状態，あるいは，目の前の手の動きのみが識別できる状態）です。弱視はロービジョン（low vision）ともいわれ，矯正視力がおよそ0.3未満とされています。身体障害者手帳の障害程度区分では1〜6級に分類されます。盲の場合は，

視覚以外の感覚（聴覚，触覚，味覚，嗅覚）の活用が必須です。弱視の場合は，視覚以外の感覚を活用するとともに，障害されている視覚を活かせるような支援も必要です。

　視覚障害の原因としては，先天的なもの（白内障，緑内障，形成異常，胎内感染，網膜芽細胞腫など）と，後天的なもの（未熟児網膜症，角膜感染症など）があります。

●聴覚障害

　聴覚障害は大きく2つ（聾と難聴）に分類されます。聾は全く聞こえない状態（100dB以上），難聴は音声が十分に聞き取れない状態です。難聴は聴力によって，軽度（25〜50dB 未満），中等度（50〜70dB 未満），高度（70〜90dB 未満），重度（90dB 以上）に分類されます。難聴の原因としては，遺伝子異常によるもの，胎児期のウイルス感染症（風疹，サイトメガロウイルス），早産や新生児仮死，新生児黄疸など周産期の問題によるもの，髄膜炎や滲出性中耳炎など後天的要因によるものがあります。

　40dB がささやき声，60dB が会話音のレベルであり（**図表Ⅱ-5-14**），中等度難聴では半分以上の言葉を聞き逃しています。高度難聴は言葉が出ないことなどから比較的早く気づかれますが，中等度難聴ではある程度の言語発達がみられるため気づかれにくく，コミュニケーション障害や，学習障害，情緒的な障害につながる場合もあります。「大きな音に反応しない」「言葉を話さない」場合はもちろん，「発音が不明瞭」「聞き返しが多い」ような場合も聴力障害の可能性を疑う必要があります。45dB 以上の難聴と診断されれば，補聴器の利用と聴覚訓練が勧められます。90dB 以上の重度難聴で聴覚訓練を行っても効果が得られない場合は，人工内耳を埋め込む手術により聴力の回復が期待できる場合があります。

　聴覚障害をもつ児とコミュニケーションを十分に図るためには，手話，指文字，口語法の活用，向かい合って顔や口が見える状況で早口にならないようはっきり話す，呼ぶ時は手招きをするか肩をたたく，などの配慮が必要です。

図表Ⅱ-5-14　音の大きさと人の声の大きさ，環境音の例

音の大きさ （デシベル：dB）	人の声での例	騒音の例
120		飛行機のエンジン近く
110	叫び声	車のクラクション（直近）
100	声楽のプロが歌う声	電車のガード下
90	怒鳴り声	騒々しい工場，犬の鳴き声（直近）
80	かなり大きな声	走行中の電車内
70	大きな声	交通量の多い道路
60	普通の声	ラジオの音，普通の会話
50	小さな声	静かな事務室
40	ささやき声	静かな住宅地の昼，図書館内
30	小さなささやき声	郊外の住宅地（深夜）
20	小さな寝息	木の葉がふれ合う音

〈知的障害〉

　知的障害とは，知的能力が明らかに平均を下回っており，そのために日常生活上の問題が生じ，これらが発達期（18歳未満）に発症しているものとされています。知的障害はその重症度によって，軽度，中等度，重度，最重度に分けられます。

〈発達障害〉

　発達障害者支援法では，発達障害は「自閉症，アスペルガー症候群その他広汎性発達障害，学習障害，注意欠陥・多動性障害その他これに類する脳機能障害であってその症状が通常低年齢において発現するもの」と定義されています。これらは，アメリカ精神医学会のDSM-5では神経発達障害群に含まれるものとして，自閉症スペクトラム障害，限局性学習障害，注意欠如・多動性障害（いわゆるAD/HD）と分類されています。さらに知的能力障害，コミュニケーション障害，運動障害（チック，発達性協調運動障害など）も，DSM-5の神経発達障害群に含まれています。

　自閉症スペクトラム障害では，社会的コミュニケーションの障害と限局された反復的な行動・興味・活動が，日常生活上の問題を引き起こします。注意欠如・多動性障害（AD/HD）では，不注意，多動性，衝動性が日常生活上の問題を引き起こします。不注意とは注意を集中させることが難しく，すぐに気が散ってしまう状態を，多動性とはじっとしていることができず，まるでエンジンで動かされているように行動するような状態を，衝動性とは順番を待つことができず，質問が終わる前に答え始めてしまうような状態をいいます。なお，限局性学習障害では読字・書字・算数などの学習の著しい困難さがあり，学業・職業・日常生活上の問題を引き起こしていますが，症状は就学後に明らかになります。

　知的障害，発達障害は，きっちりと区別できず症状が混在している場合も多く，また，年長になるにつれて，主要な問題点が変化していくことも多いです。**図表Ⅱ-5-15**に示すような支援を

図表Ⅱ-5-15　知的障害，発達障害を有する子どもへの支援

- ●**"褒め上手"になる**
  - 何がよかったのか，具体的に褒める
  - その場ですぐ褒める
  - その子どもに合った褒め方をする

- ●**"整え上手"になる**
  - 事前に予定を視覚的に示す
  - 指示やルール，すべきことを示す
  - 気が散るものを取り除く，隠す
  - 行動を始めやすい，あるいは，終わりやすい手がかりを示す

- ●**"教え上手"になる**
  - 短く，具体的な指示を出す
  - 伝える時は，「穏やかに」「近くで」「静かな声で」

（家村明子，山下裕史朗：学童－家族に対する助言，ペアレントトレーニング．小児内科 48：717-721，2016を参照して作成）

心がけ，また，根気強く続けることが重要です。

　問題となる行動（困りごと）が見られる際には，その行動だけに着目するのではなく，①その時の状況を振り返り，②原因を考えたうえで，③具体的な支援方法・対応方法について検討し実践してみましょう。

〈重症心身障害児〉

　重症心身障害児とは，「重度の肢体不自由と重度の知的障害を併せもつ状態（自力で歩けない，話すことが難しい）」の子どもと定義されています（**図表Ⅱ-5-16**）。さまざまな基礎疾患に伴って，重度の脳障害が病態の基盤にあることから，以下のような特徴があります。また，呼吸や摂食の問題に対応するために，医療ケア（医療ケアの項を参照）を要する場合も増えています。これら

図表Ⅱ-5-16　大島分類

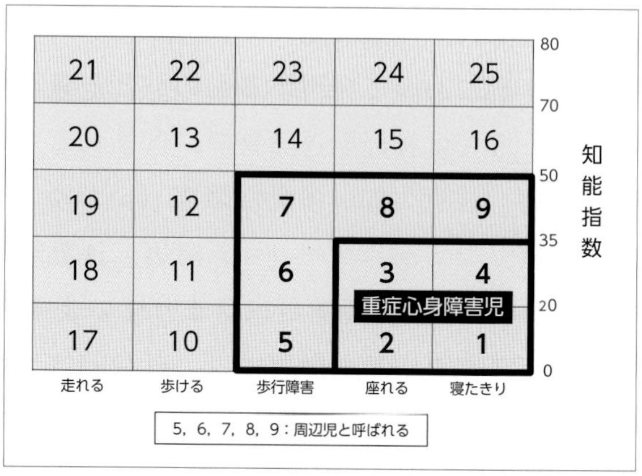

5, 6, 7, 8, 9：周辺児と呼ばれる

の特徴をもつことから，"普段の健康な状態"が健常児とは全く異なります。保護者や主治医と"普段の健康な状態"についての情報を共有し，個々の状態に応じて対応する必要があります。体調を崩しやすいことを考慮して，普段と異なる点があれば保護者に連絡するなどの対応方法を決めておくほうがよいでしょう。

●**障害の特徴**

- ●筋緊張の亢進，あるいは低下，関節の拘縮，関節の脱臼，側弯などによる体の変形を認めることが多い。
- ●体温の維持，呼吸，摂食・嚥下などの機能に問題のあることが多い。
- ●気温や湿度などを含めた環境の変化や，ケアの変化などに敏感に反応し体調を崩しやすい。
- ●てんかん，不随意運動を認めることが多い。
- ●脳障害の症状以外にも合併する病態があり，複雑に影響し合っている。
- ●肢体不自由と知的障害をもち合わせていることから，コミュニケーション能力に問題がある。

〈医療ケアを必要とする児〉

　新生児医療や救急医療の技術向上によって救命できた子どもたちの中には「医療ケア」を必要としながらも病院から退院し，家族とともに自宅で生活する子どもたちも増えています。全国の「医療的ケア児（日常的に医療ケアを必要とする児）」は約2万人と推計さ

れています（**図表Ⅱ-5-17**）。重症心身障害児で，かつ医療ケアを必要とする場合がある一方，知能や運動能力の問題は軽度（歩いたり話したりできる）だが日常的に高度な医療機器や医療ケアを必要とする子どもたちも増えています。同じ医療ケアを必要とする児であっても，その運動機能，知能によって必要となる配慮が異なります。

図表Ⅱ-5-17　在宅の医療的ケア児の推移値（0〜19歳）

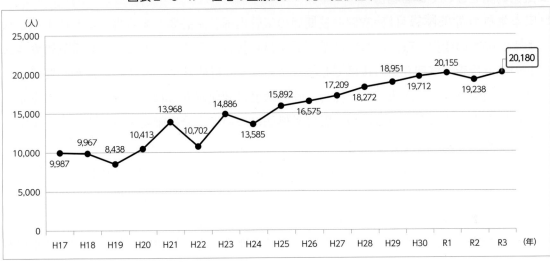

厚生労働科学研究費補助金障害者政策総合研究事業「医療的ケア児に対する実態調査と医療・福祉・保健・教育等の連携に関する研究（田村班）」および当該研究事業の協力のもと，社会医療診療行為別統計（各年6月審査分）により厚生労働省障害児・発達障害者支援室で作成）

"医療ケア"とは「たんの吸引（喀痰吸引）」「気管切開部の管理」「人工呼吸器による管理」「在宅酸素療法」「経鼻チューブや胃瘻からの栄養注入（経管栄養注入）」「導尿」などをいいます。医療職ではない者（患者の家族など）が行う医療行為を"医療的ケア"といい，主に在宅医療と特別支援教育の現場で使用されます。「たんの吸引（喀痰吸引）（口腔内，鼻腔内，気管カニュレ内部）」「経鼻チューブ，胃瘻，腸瘻からの経管栄養」は，"医療的ケア"として，必要な研修を受けた介護職員が，一定の条件の下で実施できるようになっています。

"医療ケア"を必要とする子どもに適した，よりよい成長と発達を促す保育・療育の場を提供するためには，受け入れ体制の準備が必要です。具体的には，安全に医療ケアが行える環境整備（手技の確認や資材・器具の衛生管理など），重症度に応じて加配される看護師の確保，緊急時の対応について（初期対応から救急搬送先の確認），保護者や主治医との緊密な連携などが求められます。

医療ケアが必要な子どもの注意点を以下に示します。

● **たんの吸引（喀痰吸引）を要する場合**

　鼻水，唾液，痰の処理ができず，呼吸が苦しそうな時，呼吸音がゴロゴロする時，気管カニュレから痰などの分泌物がたくさん出る時などに行います。どのような場合に吸引が必要となるのか（姿勢を変換する前，食事の前，分泌物が多いため頻回に必要など）を理解し，看護師や医療的ケアを実施できる介護職員と連携できる体制が必要です。

● **気管切開をされている場合**

　上気道の閉塞あるいは狭窄例や長期間の気管内挿管を必要とする場合などに実施されます。姿勢の変換，咳，あるいは子どもが自ら抜いてしまうことなどによる気管カニュレの事故抜管（気切孔から抜けてしまうこと）や，呼吸状態の変化に注意が必要です。万一，気管カニュレが抜管した場合，呼吸状態に変化がみられた場合，ただちに生命の危機にかかわることもあるため，緊急対処法について十分に確認する必要があります。

● **人工呼吸器を使用している場合**

　気管切開をしたうえで，人工呼吸器を使用している場合（気管切開下陽圧換気療法（Tracheostomy Positive Pressuere Ventilation：TPPV）），気管カニュレの固定不良やずれ，事故抜管，呼吸状態の変化などに特に注意が必要です。人工呼吸器からの回路が気管カニュレにつながっているため，姿勢の変換による気切カニュレの位置の変化がより起こりやすくなっています。

　気管切開を行わず，マスクを利用した人工呼吸器を使用している場合（非侵襲的陽圧換気療法（Noninvasive Positive Pressure Ventilation：NPPV））は，マスクがあたる部位の皮膚トラブル（発赤，すり傷，滲出液の出現など）や，鼻水や痰の排出が不十分な時の上気道閉塞による呼吸状態の変化などに注意が必要です。

　また，自ら動くことができる子どもの場合は，人工呼吸器につながる回路の配置にも十分な注意が必要です。

● **在宅酸素療法を実施している場合**

　心臓や肺の疾患によって酸素吸入が必要な場合に在宅酸素療法が行われます。呼吸状態の変化や食欲や活気の低下，チアノーゼがみられていないかどうか，などに特に注意して観察する必要があります。また，自ら動くことができる子どもの場合は，機器から子どもに酸素を送るチューブの配置にも注意が必要です。

　酸素濃縮装置や液化酸素装置，携帯用酸素ボンベを使用して在宅酸素療法を行います。火気を避ける，直射日光があたらないようにする，装置を壁から15cmほど離すなど，機器に対する配慮も必要です。

● **経管栄養を実施している場合**

　口から摂取できるミルクや水分，食事量が十分ではない場合，あるいは，飲み物や食

事を誤嚥して誤嚥性肺炎を繰り返すような場合に，経管栄養が行われます。鼻から胃内に栄養チューブを入れて固定し注入する方法（経鼻経管胃栄養法），鼻から入れた栄養チューブが胃を通り越して十二指腸まで入れて固定し注入する方法（経鼻経管十二指腸法），胃瘻手術により腹壁と胃壁に穴をあけ，そこに留置したカテーテルから注入する方法があります。

　更衣や姿勢を変える時などに，誤って栄養チューブや胃瘻カテーテルが抜けてしまう危険性があります。抜けた際の対応方法を必ず確認しておきましょう。

● 導尿が必要な場合

　先天的な脊髄や脳神経障害などの疾患で，排尿障害が生じる場合があります。排尿がうまくできず，膀胱内に尿がたまっている状態が長く続くと尿路感染症などを起こすリスクが高くなります。膀胱内に長時間尿がたまっている状態を避けるために，細いカテーテルを尿道から挿入し排尿させることを導尿といいます。

第6章　健康，安全への取り組み

1　職員の連携と組織的取り組み

　子どもの健康と安全を守るためには，施設長（保育所の所長や幼稚園の園長）のもと，職員が組織的に取り組む必要があります。施設長は，子どもの健康と安全に責任をもっています。リーダーシップを発揮し，適切な保育環境を整え，みんなが働きやすい職場を作ったり，適正な運営を行う役割があります。組織的な取り組みをするには，全職員が健康，安全に関する共通理解を深め，適切な分担と協力をし，計画的に取り組むこと，また，保護者と常にコミュニケーションをとり，一緒に取り組んでいくこと，地域の関係機関などとも連携し，日常的に協力し合うことが必要です。

〈職員間の連携〉

　子どもの健康と安全を守るためには，全職員が協力し，連携しなければなりません。例えば，保育者は複数名で，チームで保育をすると，多くの目で見守ることができ，その中で子どもは安心して自由に活動することができます。多くの目で見ているから安全だというのではなく，保育者同士が十分なコミュニケーションをとり合うことや，連携の意識を高めておくことが子どもを守るうえで大切です。保育者同士が，子ども一人ひとりの様子を広い視野から捉え，理解を深め，きめ細かい指導へとつなげていく協力体制が，保育者のチームワークです。一人の子どもや小さなグループを見ていると，子ども全体を捉えるのが難しい時がありますが，保育者同士が連携し，協力し合うことで，子ども全員の動きを把握することができます。役割分担をし，連携することによって，それぞれの役割が発揮でき，保育者一人ひとりの持ち味を生かせるので，全体の保育の質が上がります。

〈他職種との連携〉

　全職員の連携・協力が不可欠です。保育所保育指針には，「保育所全体の保育の質の向上を図るため，職員一人ひとりが，保育実践や研修などを通じて保育の専門性などを高めるとともに，保育実践や保育の内容に関する職員の共通理解を図り，協働性を高めていくこと」と示されています。子どもの保育現場には，さまざまな専門職がいます。他職種連携とは，子どもの健康と安全を守り，子どもの健やかな成長と発達を促すという共通の目標をもった専門職者同士が協力し合って働くことです。他職種と連携するためには，まず，それぞれの役割を知っておく必要があります。それぞれの専門性や役割を知ったうえで，自分たちの役割が最大限発揮できるようなチームワークが大切です。

職　種	役　割
嘱託医	● 保育所の子どもの発育・発達状態の評価，定期および臨時の健康診断とその結果に関するカンファレンス ● 子どもの疾病および傷害と事故の発生時の医学的処置および医学的指導や指示 ● 感染症発生時における指導指示，学校伝染病発生時の指導指示，出席停止に関する指導 ● 衛生器材・医薬品に関する指導およびその使用に関する指導など ● 予防接種に関する保護者および保育士などに対する指導
看護師等	● 子どもや職員の健康管理および保健計画などの策定と保育における保健学的評価 ● 子どもの健康状態の観察の実践および保護者からの子どもの健康状態に関する情報の処理 ● 子どもの健康状態の評価判定と異常発生時における保健学的・医学的対応および子どもに対する健康教育 ● 疾病異常・傷害発生時の救急的処置と保育士などに対する指導 ● 子どもの発育・発達状態の把握とその評価および家庭への連絡 ● 乳児保育の実践と保育士に対する保健学的助言など
栄養士	● 食育の計画・実践・評価 ● 授乳，離乳食を含めた食事・間食の提供と栄養管理 ● 子どもの栄養状態，食生活の状況の観察および保護者からの栄養・食生活に関する相談・助言 ● 地域の子育て家庭からの栄養・食生活に関する相談・助言 ● 病児・病後児保育，障害のある子ども，食物アレルギーの子どもの保育における食事の提供および食生活に関する指導・相談 ● 食事の提供および食育の実践における職員への栄養学的助言など
調理員	● 食事の調理と提供 ● 食育の実践など

他職種連携には，円滑なコミュニケーションが図れる職場環境が必要不可欠です。そのために，職員間で共有するマニュアルや他職種が集まってのミーティング，伝言板の活用などが現場では実施されています。

〈地域との連携〉

● 専門機関との連携

【障害や発達上の課題がみられる子どもの場合】

各市町村で実施される乳幼児健診で，障害や発達に問題を抱える子どもには，医療機関が紹介され，そこで検査や治療を受けてもらうようになります。また，子育て相談や

発達相談などの相談も行っています。保育の現場で，発達上，気になる子どもがいる場合は，市町村保健センターや保健所，子育て支援センター，児童相談所などが相談を受け付けているので，専門機関へつなげていくことが大切です。より専門的な支援が必要な場合は，医療機関や児童家庭支援センター，発達障害者支援センターなどとの連携が必要になります。

【虐待が疑われる場合】

都道府県が設置する福祉事務所もしくは児童相談所に通告する義務があります（児童虐待防止等に関する法律）。保育者が，虐待疑いを通告しても，守秘義務を破ったことにはなりません。虐待に限らず，子どもの観察や保護者とのかかわりの中で，子育てが不適切だと思われるような場合も対応することが求められています。

● 地域への子育て支援

保育所保育指針，幼稚園教育要領では，保育所や幼稚園が，在籍していない子どもの家庭に対しても，施設や設備の開放，体験保育の実施，子育てに関する相談，子育て中の保護者同士の交流の機会提供，地域の子育て支援に関する情報提供などを積極的に実施することが求められています。

近年，子どもを取り巻く生活環境や社会環境が大きく変化していることは，第1章「保育環境」（p.72）でも勉強しました。そのような中で，保育所，幼稚園，認定こども園は，地域への子育て支援を通して，地域の子どもや家族の生活を守る役割があります。また，保育者は，子どもの保育の専門家として，地域の子育て家庭への支援をする役割があります。子どもの保育や保健に関する知識も提供できるように，常に最新の情報を取り入れておく必要があります。

● 幼保小連携

「小1プロブレム」が問題となっています。そのため，幼稚園，保育所，小学校が連携し，スムーズな移行ができるようにすることが求められています。小1プロブレムとは，授業中立ち歩く，話を聞かない，落ち着きがない，担任の先生の指示どおり行動しないなどの状況が，入学式後数か月経っても続いているような状況のことです。幼保小連携には段階が必要だといわれています。

第一段階（はじめの一歩）	施設長（保育所長，園長，校長）が幼保小連携の必要性を認識し，職員に対しても必要性を伝える。 近隣の校園長同士，地域で顔を合わせることも多いので，このような機会に幼保小連携を話題にしてあいさつをしたり，情報交換をしたりすることから始める。

第二段階（交流段階）	小学校の行事や授業に，保育所や幼稚園の子どもが招待される活動が行われる。 施設間で担当窓口を決めておき，いつでも連絡がとれるようにしておく。
第三段階（お互いに意味のある連携段階）	園児にとっても児童にとっても，意味のある活動を行う。 保育所・幼稚園と小学校の両者が協力して指導計画を作成する。 幼保小連携カリキュラム作成委員会や幼保小連携推進委員会などの組織を立ち上げる。

　このような段階を経て，幼保小が連携し，子どもがスムーズに発達段階を進んでいけるような支援が大切です。

2 子どもの健康づくりへの取り組み

〈子どもの保健活動の年間スケジュール〉

　近年，保育所や幼稚園に通う乳幼児が増え，4歳児の9割弱，5歳児の9割強が1日の大半を保育施設で生活しています。つまり，家庭の外での子どもの健康管理が以前にも増して重要となってきています。

　保育所保育指針には，施設長の責任のもとに「子どもの健康に関する保健計画の作成」をすることが示されています。子どもを保育する場では，感染症対策も必要ですが，子どもの健康の基礎を作ることも重要です。子どもだけでなく，家族も含めて，健康的な生活習慣を身につけてもらうように保健指導や健康教育を行うことが求められています。そのような活動には，子どもの保健活動の年間スケジュールは基礎となります。

(1) 保健計画の作り方

　保健計画は前年度の3月または年度当初に作成します。

①まずは，目標を決める

　入所（園）予定児と在所（園）児の健康状態や予防接種の状況，けがや事故の状況，地域の保健・衛生の課題や動向などを調べます。子どもの生活状況なども情報収集します。また，職員間で前年度の保健計画を見直して，問題点や課題を挙げ，改善点を検討します。これらの資料を分析して，1年間の保健目標を決めます。例えば，前年度の子どものけがについて，いつ，どこで，どのようなけがをしたのかについて分析することによって，安全を守るためにどこに気をつけたらいいのかがみえてくると思います。このように，自施設での現状をしっかり分析することが大切です。

　年間目標が決まったら，各学期（各月）の目標を決めます。各学期（各月）の目標は，保育所や幼稚園の年間行事に合わせて立てるとよいでしょう。それぞれの目標が達成で

きたのか，後日評価することになるので，評価しやすい目標を設定することが大切です。

②目標が達成できるような内容を決める

　目標が決まれば，その目標を達成するための計画が必要です。具体的に何をするのか，子どもの健康，安全の確保，衛生管理，病気やけがへの対応などを盛り込みます。定期的に行う健診や身体測定，健康教育などが具体的な保健行事となります。また，具体的な活動だけでなく，その目標を達成するために，どのような配慮が必要なのか，留意点は何かを書いておくとよいでしょう。また，目標を達成するために，子どもの年齢ごとに，「保護者に」「職員に」のように対象者ごとに計画を立てるのもよいでしょう。内容が決まれば，誰がいつ何をするのか職員の役割分担も決めておく必要があります。各学年の主任や重要な役割を担う職員などからも意見を聞きながら，活動内容と役割分担を決めていきましょう。

③関係機関と調整する

　健康診断は外部の関係者と日程調整が必要です。保護者や地域の関係者などと行う活動についても調整が必要です。

④保健計画を決定する

　目標や活動内容に関して，施設長（保育所長，園長），看護師，主任などが中心となって作成しますが，全職員が役割分担をしながら活動するので，共通理解が重要です。作成にあたっては，各職員の意見を取り入れながら，全職員と一緒に作成し，職員間で誰がどのような役割を担うのか，どのような準備が必要なのかなどを調整します。最終的には施設長（保育所長，園長）が保健計画を決定します。保健計画が決定したら，職員全員と保健計画を共有し，共通理解を深めておくことが重要です。

⑤保健計画を保護者，家族と共有する

　子どもの健康を守るためには，保護者，家族と一緒に取り組むことが大切です。どのような目標をもって，保健活動をするのか，保護者，家族と共有し，共通理解を深めておきましょう。保健だよりや掲示板，保育所や幼稚園のWebサイトなどを活用するとよいでしょう。

（2）保健計画の種類と様式

　年間保健計画，月間保健計画，月齢（学年）ごと，クラスごとに作成する保健計画などがあります。保健管理，保健指導，安全管理，安全指導に分類する方法や保健管理と安全管理を別々に作成する方法などもあります。保健目標，活動内容，留意点，保護者への保健指導，年間保健行事，健康教育などの領域別に考える必要があります。各施設で運用しやすいフォーマットを相談して選びます。乳児の場合は，月齢，発育，発達の状況によって違いが大きいので，保健計画は月齢別，個別に詳細を作成するほうがよい

でしょう。

保健計画のフォーマット例

フォーマット例①

【年間保健目標】		【定期保健行事】
◎体のしくみを知る ・体のしくみを知らせ，命の大切さを学ぶ ・自分や友達の存在を自覚し，その大切さを知り守ることの大事さを育てる ◎心身ともに健やかな体をつくる ・戸外で身体を使って十分遊び，丈夫な体をつくる		園医健診　　　0歳児　　1回／週 　　　　　　1・2・3・4・5歳児　3回／年 身体測定　　　1回／月 歯科健診　　　2回／年 眼科・耳鼻科健診　1回／年

月	保健目標	保健担当の配慮	保健行事	保健の話
4・5月	生活リズムを整え新しい環境に慣れる 薄着に慣れる 戸外で十分遊ぶ	・環境の変化によるけがなどの発生に注意する ・遊具を点検し危険を防止する ・活動と休息のバランスに注意する ・衣服の調節に留意する ・活動しやすい衣服や靴に留意する ・日差し，怪我防止のため帽子を被せる ・水分補給	保育内容説明会 ぎょう虫卵検査 尿検査 歯科検診 けいれん 心臓病 予防接種 その他の疾患 手の清潔調査 歯科保健指導	清潔習慣をつける 　　　　　　（保護者） 体のしくみを知らせる 植物の芽 人の身体の役割 （消化と吸収） 歯磨きをしよう
6月	感染症に注意する 発汗対策 梅雨を健康に過ごす 歯を大切にする	・感染症の早期発見に努め，予防対策をとる ・食中毒に注意する（手洗い，食事への注意） ・保健室の環境整備を行う（通風，換気，採光） ・虫歯予防とブラッシング指導を行う ・歯ブラシの衛生管理をする（職員）		

このフォーマット例①では，まず年間の目標を掲げています。保健目標と保健担当の配慮が具体的でわかりやすいのが特徴です。

フォーマット例②

2008年度　保健の年間計画

	目標	行事と計画	留意点	保護者へ伝えること	地域向けその他
4月	気持ちが安定して，健康な園生活を送ることができるような環境づくり	家庭訪問 ぎょう虫検査 救命訓練　4月6日 　　　（13時〜15時） 全員の健康診断	発達や健康上の注意点をよく知る 感染症に注意 SIDSについて学習と確認	園の健康管理について 予防接種の勧奨	子育て支援事業の計画づくり
5月	健康な生活リズムをつくる	職員健診 耳鼻科健診（6月10日午後） 歯科検診（5月27日1時半）	事故予防と環境の点検と整備	生活のリズム 室内の清潔（アレルギー予防） 懇談会（15日ひよこ，23日はと，16日あひる）	感染性胃腸炎への対応 生活リズム
6月	手洗いの習慣を身につける	健診後のフォロー 健康教室（パネルシアター） 歯ブラシ，手洗いうがい指導 眼科健診（6月14日9時半）	身体，室内，園庭の衛生に気をつける 中耳炎，感染性胃腸炎，アデノウイルス感染，汗疹，おむつかぶれに注意	歯の健康 発熱，中耳炎の対応 年齢による事故予防	虫歯予防

フォーマット例②の特徴は，月ごとの目標と計画が示されていて，保育者が留意する

こと，保護者に伝えること，地域に向けての欄が設けてあることです。また，保健行事には子どもの行事だけでなく，職員の健康診断も記入されています。

フォーマット例③

区分＼月		4月	5月	6月	7月	8月
保健目標		新しい環境に慣れる	戸外で元気に遊ぶ	清潔の大切さを知る 歯の健康を考える	夏を元気に過ごす	
園児に向けて	0歳	生活リズム	外気浴	水分補給	沐浴 ----▶ シャワー -------	
	1歳	個別タオルの使用 食事用・トイレ用の区別			シャワー 水遊び	
	2歳	手洗いの仕方	手洗いの仕方（石鹸も使う）	ブクブクうがいできるかな？	プール前の準備 プール	
	3歳	新しい環境に慣れる	手洗いの仕方（上手かな？）	ブクブクうがいで虫歯予防！	プール前の準備 プール -----	身体の拭き方
	4歳		手洗いの仕方（できるかな？）	虫歯予防 自分でシャカ，シャカ磨こうね	プール前の準備 プール	身体の拭き方
	5歳		手洗いの仕方（ちゃんとできた！）	虫歯予防 自分でシャカ，シャカ磨こうね		
保健行事		健康診断 ぎょう虫卵検査 身体計測 0歳児回診		歯科健診 虫歯予防集会	プール指導	
保護者に向けて保健だより等		健康観察 生活リズム 予防接種	衣類の調節 爪の清潔 アタマジラミ けがのこと	梅雨時の健康管理 歯の健康 光化学スモッグ 食中毒に注意	夏風邪の予防 夏の健康管理 冷房の上手な使い方，水分補給の大切さ	夏季熱に注意
使用教材等		0歳タッチケア 事故防止パネル 健康観察チェックポイント	手洗い用ペプサート 紙芝居・パネルなど	歯型 虫歯カルタ パネルシアター	プール遊び用紙芝居	

フォーマット例③では，子どもの年齢別に具体的な計画が示されていることが特徴です。使用教材の記入欄があるなどの工夫もされています。

保健計画の例

年間目標					
・生活リズムを整え、基本的生活習慣を身につける ・運動や遊びを通して体力をつける ・防災訓練を通して身を守る力を身につける					

月	目標	行事	留意点・配慮	保護者に向けて	その他
4月 5月 6月	・毎日登園（登所）し、落ち着いて過ごせるようにする ・生活リズムを整える ・衛生的な生活習慣を身につける	・身体測定 ・健康診断（内科・歯科） ・ぎょう虫検査 ・保健調査 ・検尿 ・手洗い練習 ・歯ブラシ指導 ・避難訓練 ・不審者への対応訓練	・子どもの健康状態、体質などを把握する ・安全な環境を整える ・休みながら、遅刻しがちの子どもを把握し、家庭での過ごし方について保護者とコミュニケーションをとる ・活動と休息のバランスに注意する ・子どもの発達段階に合わせて、手洗いと歯磨きの練習をする	・家庭生活と保育所（幼稚園）生活の違いや安全衛生について知らせる ・保健調査票、家庭調査表を記入 ・健康診断、検査結果を知らせる	・救急用品の点検 ・健康手帳記録 ・保健だより作成 ・保育参観日 ・健康相談、育児相談 ・職員健康診断 ・地域に向けた子育て支援事業計画作成
7月 8月 9月	・暑さに負けない体力づくりをする ・安全な水遊びを楽しむ ・食中毒の予防をする	・身体計測 ・体力測定 ・水遊び、プール ・お泊り保育（5歳児） ・避難訓練	・水遊び、プールでの安全について注意する ・熱中症対策のため、帽子を被せ、水分補給を促す ・食事の摂取量に留意し、夏バテを防止する ・手洗いの徹底と食事の管理に気をつける	・夏期、夏休みの過ごし方について知らせる ・夏の感染症について情報提供をする	・保健だより作成 ・保育参観日 ・健康相談、育児相談
10月 11月 12月	・かぜの予防に努める ・寒さに負けない体力づくりをする	・運動会 ・健康診断（内科・歯科） ・ぎょう虫検査 ・視力検査 ・遠足 ・手洗い、うがい指導 ・避難訓練 ・不審者への対応訓練	・厚着にならないように注意する ・動きが鈍くなるので、事故に注意する ・遊びの中で危険箇所を確認し、環境整備を考える ・手洗い、うがいを呼びかける ・室内の温度、湿度、換気に配慮する	・健康診断、検査結果を知らせる ・気温差や運動量に応じた衣服の調整について知らせる ・冬に流行する感染症とその対策について知らせる ・外遊びを通しての体力づくりを行う	・保健だより作成 ・保育参観日 ・健康相談、育児相談
1月 2月 3月	・インフルエンザの流行に気をつける ・厚着をせず、外でも元気に遊ぶ	・身体計測 ・体力測定 ・縄跳び、鬼ごっこ遊び ・健康診断（内科） ・避難訓練	・外気に触れて遊ぶ ・寒暖差に留意し、衣服を調整する ・室内の温度、湿度、換気に配慮する ・咳やくしゃみなどか感染症状の早期発見と、感染予防に努める ・感染の流行状況を把握する ・1年間の身長、体重の増加を調べ、健康状態を把握する	・予防接種状況を確認する ・1年間の成長を喜び、新年度に向けて準備をする	・保健だより作成 ・保育参観日 ・健康相談、育児相談 ・次年度の保健計画作成 ・次年度入園児の健診・保健調査実施

〈保護者への健康教育と支援〉

　子どもの健康を維持増進するためには，家庭での健康管理はとても大切です。近年，子どもを取り巻く生活環境，社会環境が大きく変化してきています。核家族化，ひとり親の養育，都市化の進展，高層住宅での育児などが挙げられます。また，地域社会とのつながりも弱くなっていることから，日々の子育てに関するアドバイスやサポートを得ることが難しい状況です。このような状況の中，保育所や幼稚園は，子育て中の家族のサポート役を担うことが求められています。保健計画に基づきながら，子育て家族が健康維持力を高められるような支援を実施します。具体的には，保健計画の共有と，保健だよりや参観日，保護者会などを通じて健康教育を実施します。例えば，規則正しい生活習慣や自立の大切さ，予防接種について，感染症の早期発見や予防などについて情報提供することがあります。また，最新の保健関連ニュースを紹介したり，現在はやっている感染症の情報を知らせることも大切です。

　また，保護者から子どもの健康に関する相談も受け付けます。以前は，健康相談は，園医（医師や歯科医師）が行うものとされていましたが，学校保健法や学校保健安全法などが改正され，養護教諭やその他の職員が健康相談や保健指導を積極的に行うことが示されました。実際には，多くの保育士，幼稚園教諭が保護者から相談を受けています。例えば，子どもの発育状況に関する悩みや，子どもへの接し方に関する悩み，偏食などがあります。子どもの発育状況に関する悩みなどに関しては，必要な場合は，専門機関（病院や保健センターなど）を紹介する必要があります。

相談事例	
母親からの相談内容	いやいやばっかり言って，好きなものしか食べません。ご飯とかパンとか炭水化物ばっかり…栄養が偏ってしまいます。ずっとこんな状態が続くのでしょうか？
アドバイス例	・盛り付け，食器など見た目を変えてみる ・調理法や味付けを工夫してみる ・少なめの量から試してみて，少しでも食べられたらしっかり褒める ・気長に見守る ・保育所や幼稚園での食事の様子を伝える（しっかり食べられている場合は，1食分はきちんと栄養素がとれていることを伝えると保護者は安心する） ・栄養バランスがよく，子どもが好むメニューやアイデアなどを伝える
ポイント	・その年齢で必要な栄養素など，客観的な情報を把握しておくこと ・食事の時間帯や間食の状況など家庭での食生活について情報収集をする

参考資料

・全国保育士会：保育士がこたえる子育て Q & A.（http://www.z-hoikushikai.com/qa/index.html）

1　母子保健法

　母子保健法は，1965（昭和40）年に，母性並びに乳児および幼児の健康の保持および増進を図るため，母子保健に関する原理を明らかにするとともに，母性並びに乳児および幼児に対する保健指導，健康診査，医療その他の措置を講じ，国民保健の向上に寄与することを目的（第1条）に制定されました。かつては，母性保健対策と乳幼児保健対策は別々に取り組まれていましたが，母子保健法の制定により，母性保健と乳幼児保健が一貫した体系で課題を明らかにし，母性保健と乳幼児保健との関連を考慮して母子保健施策を整備する基盤ができ，わが国の母子保健施策の転換期となりました。

　母子保健法の理念として，母性の尊重（第2条），乳幼児の健康の保持増進（第3条），母性および保護者の努力（第4条），国および地方公共団体の責務（第5条）が，母子保健の充実のために目指す方向性として示されています。

　自治体（都道府県や市町村）は，「母性並びに乳児および幼児の健康の保持および増進に努力すること」（第5条）が期待されています（**図表Ⅱ-7-1**）。そのため，母子保健法に基づく母子保健に関する事業の実施を市町村（市町村が委託した病院や診療所，その他

図表Ⅱ-7-1　母子保健行政の推進体制

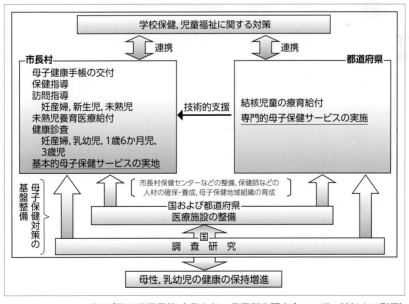

（わが国の母子保健 令和3年．母子衛生研究会，p.17，2021より引用）

であっても適当と判断される医療職者などが実施する場合もあります）が行います。一方，都道府県は，市町村相互間の連絡調整を図り，市町村の求めに応じて指導や助言などの技術的援助を行っています。また，国は，調査研究などを進めながら，母性，乳幼児の健康の保持増進を目指して，国および都道府県が中心となって，医療施設の整備を担っています。

　母子保健法の主な対象は，妊産婦（妊娠中または出産後1年以内の女子），新生児（出生後28日を経過しない児），乳児（1歳未満の児），幼児（1歳以上から小学校就学に達する前の児）です。母子保健法は，障害の有無に関係なく，すべての妊産婦や新生児，乳児，幼児が母子保健法の対象となっています。育児に戸惑いが生じやすい未熟児を出生した場合の養育支援も含め，安全に安心して育児をしていくためのコミュニティでの取り組みの指針となっています。

　以下は，母子保健法で定められている母子保健の向上を目指す主要な規定です。

①知識の普及（第9条）

　妊産褥婦や乳幼児の健康の保持及び増進のために，妊娠，出産又は育児に関する相談により，個別的又は集団的に，必要な指導及び助言を行い，地域住民の活動を支援する等により，母子保健に関する知識の普及に努める。

②保健指導（第10条）

　妊産婦やその配偶者，乳幼児の保護者は，妊娠，出産や育児に関し，必要な保健指導を，医師，歯科医師，助産師もしくは保健師から保健指導を受けることが勧める。

③新生児の訪問指導等（第11条）

　当該乳児が新生児であって，育児上必要があると認める時は，医師，保健師，助産師やその他の職員が当該新生児の保護者宅へ訪問し，必要な指導を実施する。

④健康診査（1歳6か月児・3歳児）（第12条）

　内閣府令の定めるところにより，満1歳6か月〜満2歳と満3歳〜満4歳の幼児は，各健康診査を受けることを勧める。

⑤必要に応じた妊産婦・乳幼児の健康診査または受診勧奨（第13条）

　必要に応じて，妊産婦や乳幼児へ，健康診査を実施するとともに，健康診査を受けることを勧める。

⑥栄養の摂取に関する援助（第14条）

　妊産婦や乳幼児は，栄養の摂取に関する必要な援助を実施する。

⑦妊娠の届け出・母子健康手帳の交付（第15条・第16条）

　妊娠の届出者に対して，母子健康手帳が交付される。妊産婦と乳幼児は，健康診査または保健指導を受けた時，母子健康手帳に必要事項が記録される。

⑧妊産婦の訪問指導と診療の勧奨（第17条）

当該妊産婦の健康状態に応じ，保健指導を要する者については，医師，助産師，保健師又はその他の職員が，その妊産婦を訪問して指導し，妊娠又は出産に支障を及ぼすおそれがある疾病を疑う場合については，医師又は歯科医師の診療を受けることを勧める。

⑨産後ケア事業（第17条）

出産後1年を経過しない女子及び乳児の心身の状態に応じた保健指導，療養に伴う世話や育児に関する指導，相談が必要に応じて提供される。

⑩未熟児の訪問指導（第19条）

未熟児について，養育上必要がある時には，医師，保健師，助産師や職員が，その未熟児の保護者を訪問し，必要な指導が受けられる。

⑪未熟児の養育医療の給付（第20条）

養育のため病院又は診療所に入院することを必要とする未熟児に対し，その養育に必要な医療（養育医療）の給付を行い，養育医療に要する費用が支給される。

⑫医療施設の整備（第20条の2）

妊産婦並びに乳児及び幼児の心身の特性に応じた高度の医療が適切に提供されるよう，必要な医療施設の整備に努める。

母子保健の事業を実施する施設として，母子健康包括支援センター（第22条）があります。法律上は「母子健康包括支援センター」と記されていますが，事業としては，「子育て世代包括支援センター」と呼称されています（2024（令和6）年3月まで）。

- 母子健康包括支援センターは，妊娠中の女子の栄養指導や新生児の育児指導，離乳食指導，予防接種，定期検診などを行う母性並びに乳児及び幼児の健康の保持及び増進に関する包括的な支援を行うことを目的とする施設である。2024（令和6）年4月からは「こども家庭センター」が設置されることに伴い，「子育て世代包括支援センター」と「子ども家庭総合支援拠点（児童福祉法第3条）」の運用について見直される。

母子保健法は，学校保健安全法（学校における保健管理や安全管理を定められた法律），児童福祉法（児童の福祉を担う公的機関の組織や各種施設および事業に関する基本原則を定められた法律），健康増進法（国民の健康維持と現代病予防を目的として定められた法律）などの他の法令に基づく母性および児童の保健や福祉に関する事業との連携や調和が確保されています（**図表Ⅱ-7-2**）。そこで，社会の動向により，他の法令の見直しと連動して，改正がされています（最終改正：2019（令和元）年12月，施行：2022（令和3）年4月）。

第7章　母子に関する法律

図表 Ⅱ-7-2　母子保健関係法規と制度の関連

母子保健法……………………………………　母子保健全般

成育過程にある者及びその保護者
並びに妊産婦に対し必要な成育医
療等を切れ目なく提供するための
施策の総合的な推進に関する法律………　成育医療等基本方針の作成

児童福祉法……………………………………　児童福祉施設　助産施設
　　　　　　　　　　　　　　　　　　　　　療育の給付
　　　　　　　　　　　　　　　　　　　　　療育指導
　　　　　　　　　　　　　　　　　　　　　児童福祉施設への入所措置

次世代育成支援対策推進法………………　行動計画策定指針並びに地方公共団体及び事業主の行動
　　　　　　　　　　　　　　　　　　　　　計画の策定

少子化社会対策基本法……………………　母子保健医療体制の充実等

児童虐待の防止等に関する法律…………　児童に対する虐待の禁止，国及び地方公共団体の責務

障害者基本法…………………………………　障害者の自立と社会参加の促進

生活保護法……………………………………　出産扶助

健康保険法，国民健康保険法等…………　出産育児一時金の支給

児童手当法……………………………………　児童手当の支給

地域保健法……………………………………　母子保健についての保健所の業務

戸　籍　法……………………………………　婚姻届，出生届

死産の届出に関する規程…………………　死　産

母体保護法……………………………………　不妊手術
　　　　　　　　　　　　　　　　　　　　　人工妊娠中絶
　　　　　　　　　　　　　　　　　　　　　受胎調節実地指導員

刑　　　法……………………………………　堕胎の罪

労働基準法……………………………………　妊産婦に係る危険有害業務の就業制限
　　　　　　　　　　　　　　　　　　　　　産前産後の休業
　　　　　　　　　　　　　　　　　　　　　育児時間

育児・介護休業法……………………………　育児休業の取得
　　　　　　　　　　　　　　　　　　　　　就業しつつ子を養育することを容易にする措置

男女雇用機会均等法………………………　妊娠中及び出産後の健康管理に関する措置

医　療　法……………………………………　病院，診療所，助産所

予防接種法……………………………………　乳幼児の予防接種

健康増進法……………………………………　健康指導等，特定給食施設等，特別用途表示及び栄養表
　　　　　　　　　　　　　　　　　　　　　示基準

感染症の予防及び感染症の患者に対する医療に関する法律…　結核健康診断，結核罹患児の医療

精神保健及び精神障害者福祉に関する法律…　精神障害児（者）の医療，社会復帰

学校保健安全法………………………………　就学時及び定期健康診断

（わが国の母子保健 令和3年．母子衛生研究会，p.5，2021より引用）

② 児童福祉法

　児童福祉法は，社会福祉六法（生活保護法，児童福祉法，母子および父子並びに寡婦福祉法，老人福祉法，身体障害者福祉法，知的障害者福祉法）の一つです。1947（昭和22）年に，すべての国民は，児童（満18歳に満たない者）が心身ともに健やかに生まれ，育成されるように努めるとともに，すべての児童は等しくその生活を保障される存在であることを原理（第1条）とされています。

　国や地方公共団体は，児童の保護者とともに，児童を心身ともに健やかに育成する責任を負う（第2条）ことから，児童福祉の充実に取り組むための制度，公的機関の組織や業務に関する原則を示すものとして制定されました。

　児童福祉法に基づき，市町村は，児童および妊産婦の福祉に関して，必要な実情の把握，情報の提供，家族からの相談に応じ，必要な調査や指導の他，児童相談所の技術的援助や助言に基づき，付随する業務を行います。一方で，都道府県は，市町村相互間の連絡調整を図り，市町村の求めに応じて指導や助言などの技術的援助を行うとともに，児童および妊産婦の福祉に関して，必要な調査や広い専門的な見地から精神保健上の判定をすることもあります。また，都道府県は児童相談所（第12条）を設置し，ソーシャルワーカー（児童福祉士，相談員），児童心理司，医師（精神科医，小児科医），弁護士，その他専門職員がおり，相談および調査を行い，必要に応じて，児童の一時保護や児童福祉施設入所といった措置に対応しています。保健所は，児童の保護に関する正しい知識の普及，児童の健康相談や健康診査に基づく保健指導，身体に障害のある児童や長期療養を必要とする児童の療育への保健指導，そして，児童福祉施設などへの栄養などの保健指導への助言を担っています。

　以下は，児童福祉法で定められている母子の福祉向上を目指す主要な事業・制度です。

①子育て短期支援事業（第6条の3第3項）

　保護者が何らかの理由で日常的な養育や保育が行えない場合に一時的な施設などでの保護を行う事業です。

②乳児家庭全戸訪問事業（第6条の3第4項）

　原則として，すべての乳児がいる家庭に訪問することで，保護者が悩みを相談することや，乳児の養育環境が適切かどうかを確認する事業です。

③養育支援訪問事業（第6条の3第5項）

　乳児家庭全戸訪問事業などで，さらに支援が必要だとされた保護者向けの訪問事業です。

④地域子育て支援拠点事業（第6条の3第6項）

　乳児または幼児をもつ保護者が相互の交流を行う場を用意し，子育てについての相談，

情報の提供，助言その他の援助を行う事業です。悩みを抱え込まずに相談できる支援も，子育ての支援事業の中で保育と同じぐらい必要な支援として位置づけられています。

2024（令和6）年4月からは「こども家庭センター」が設置されることに伴い，「子育て世代包括支援センター（母子保健法第22条）」と「子ども家庭総合支援拠点」の運用について見直される予定です。

⑤障害児通所支援事業（第6条の2）

障害児通所支援を行う事業を指します。障害児通所支援とは，児童発達支援，医療型児童発達支援，放課後等デイサービスおよび保育所等訪問支援等が挙げられます。

⑥小規模住居型児童養育事業（第6条の3第8項）

保護者のない児童または保護者に監護させることが不適当であると認められる児童に対して，保護環境を届ける事業です。

⑦病児保育事業（第6条の3第13項）

保護者が就労している場合などに，お子さんが病気の際に自宅での保育が困難な場合の保育需要に対応するための事業です。個別の状況に応じた保育のニーズがあり，多様な保育支援の整備がされています。

⑧養育里親（第27条）

養育里親と（養子縁組）里親は，さまざまな事情により家庭での養育が困難または受けられなくなった子どもたちが，温かい愛情と正しい理解をもった家庭環境のもとで養育する制度です。養育里親は一定期間，（養子縁組）里親は養親として，厚生労働省令で定めに基づき審査などの手続きがなされています。

⑨児童自立生活援助事業（第34条の5）

施設入所等の措置などを解除された者などの実情を把握し，その自立に必要な援助を行うことについて，義務教育終了後，就職や修学する児童など（15～20歳未満まで）に対し，自立を図るための相談や日常生活上の援助および生活指導が実施されます。年齢要件については，都道府県知事が認めた時点まで，児童自立生活援助の実施が可能となり，教育機関に在学していなければならないなどの要件が緩和されました。

⑩自立支援医療（育成医療）の給付（第4条）

障害児（医療を行わない時に，将来障害を残すと認められる疾患がある児童を含む）で，その身体障害を除去，軽減する手術などの治療によって確実に効果が期待できる場合に提供され，生活の能力を得るために必要な自立支援医療費が支給されます。

⑪小児慢性特定疾病医療費助成制度（第19条）

児童等の慢性疾病のうち国が指定した疾病（小児慢性特定疾病）の医療にかかる費用の一部を助成し，医療費の負担軽減を図る制度です。

⑫結核児童の療育給付（第21条）

結核にかかっており，入院を必要とする児童に対して，その治療に必要な医療費を負担したり，また，学習用品や日用品の支給がされたりする制度です。

児童福祉の事業を実施する各種福祉施設として，児童発達支援センター（第6条の2），自立援助ホーム（第6条の3），乳児院（第37条），母子生活支援施設（第38条），保育所（第39条），児童養護施設（第41条），児童自立支援施設（第44条），児童家庭支援センター（第44条の2）などが設置されています。退所した者について相談その他の援助が提供されています。また，2024（令和6）年4月からは，こども家庭センター（第10条の2）が設置される予定です。

- 児童発達支援センターは，障害のある児童を通所させて，日常生活における基本的動作の指導，自活に必要な知識や技能の付与または集団生活への適応のための訓練が提供される。
- 自立援助ホームは，義務教育を終了した20歳以上であって，児童養護施設等の退所者や都道府県知事が必要と認めた場合，教育機関に在学していなければならない等の要件が緩和され，共同生活を営む住居において，相談その他の日常生活上の援助，生活指導，就業の支援を提供する。
- 乳児院・児童養護施設は，保護者のない児童，虐待されている児童など，環境上養護を要する児童が入所し養護されています。原則，乳児は乳児院，1歳以上18歳未満は児童養護施設とされている（安定した生活環境の確保などの理由に例外あり）。
- 母子生活支援施設は，配偶者のない女子またはこれに準ずる事情にある女子およびその者の監護すべき児童を入所させて，これらの者を保護するとともに，これらの者の自立の促進のためにその生活を支援する。
- 保育所は，保育を必要とする子どもの保育を行い，その健全な心身の発達を図ることを目的とする児童福祉施設であり，入所する子どもの最善の利益を考慮し，その福祉を積極的に増進する場として提供されている。
- 児童自立支援施設は，犯罪などの不良行為をした児童，不良行為をするおそれがある児童，家庭環境等から生活指導を要する児童を入所または通所させ，必要な指導を行って自立支援が提供される。
- 児童家庭支援センターは，専門的な知識および技術を必要とするものに応じるとともに，児童相談所からの委託を受けた児童やその家庭への指導と援助を総合的に提供する。
- こども家庭センターは，児童及び妊産婦の福祉に関する包括的な支援を提供する。

児童福祉法は，小児虐待防止の制度改革や子ども・子育て支援法などに準じて改正されています（最終改正：2022（令和4）年6月，2024（令和6）年4月施行）。

③ 児童虐待の防止等に関する法律

　1989年に国際連合において，「児童の権利に関する条約」が採択されたことを契機として，わが国では1994年の批准を経て2000（平成12）年に「児童虐待の防止等に関する法律」が制定されました。わが国の歴史をみてみると，1933（昭和8）年に一度児童虐待防止法が制定されましたが，1947（昭和22）年に児童福祉法の中に児童虐待の防止がうたわれて，虐待防止法は廃止されました。しかし，児童の権利条約の採択によって，「子どもの最善利益」が最優先されるようになり，社会の変化とともに児童虐待問題に対応しなければならなくなり，法律ができ上がりました。

　この法律では，児童虐待を「親または親に代わる養育者から以下に示す行為」と定められ，児童（子ども）とは，18歳未満の人と規定されています。それゆえ，わが国では家庭内における問題として規定されています。しかし，世界的では子どもより力の強い者から受ける不当な扱いをマルトリートメントとして，子どもの権利を脅かされることとして児童虐待もその中に含まれています。それゆえ世界では親以外の大人からのものも含まれています。

〈児童虐待の分類〉

①**身体的虐待**：殴る，蹴る，投げ落とす，激しく揺さぶる，やけどを負わせる，溺れさせる，首を絞める，縄などにより一室に拘束する　など身体に傷を負わせ，命に危険のある暴行を行うこと

②**性的虐待**：子どもへの性的行為，性的行為を見せる，性器を触る，または触らせる，ポルノグラフィの被写体にする　など子どもを性的に利用すること

③**ネグレクト**：家に閉じ込める，食事を与えない，ひどく不潔にする，自動車の中に放置する，重い病気になっても病院に連れて行かない　など衣食住の安全や教育の保障を提供しないこと

④**心理的虐待**：言葉による脅し，無視，きょうだい間での差別的扱い，子どもの目の前で家族に対して暴力をふるう（ドメスティック・バイオレンス：DV）　など心理的に傷を負わせるようなこと

上記の4種に分類されています。しかし虐待を受けている子どもは，その一つだけという

状況よりも重複して受けていると考えたほうが自然です。

この法律の中で子どもと親とに日々かかわっている保育者が知っておかなければならない重要なものとして，第5条と第6条があります。第5条では，児童虐待の早期発見について，第6条では児童虐待の通告について規定されています。

第5条：学校や児童福祉施設（保育所がここにあたります），病院その他児童の福祉に業務上関係のある団体および学校の教職員，児童福祉施設の職員（保育士はここに入ります），医師，保健師，弁護士その他児童の福祉に職務上関係のある者は，児童虐待を発見しやすい立場にあることを自覚し，児童虐待の早期発見に努めなければならない。

第6条：児童虐待を受けたと思われる児童を発見した者は，速やかにこれを，市町村，都道府県の設置する福祉事務所もしくは児童相談所に通告をしなければならない。

このように，虐待では？と疑われた時には，放置せずに速やかに通告しなければなりません。確証がないので，と躊躇せずに子どもと親を支援していくためにも通告することが重要です。子どもや親の様子から，おや？と不自然さを感じた時には虐待の可能性を疑うことが大切です。

〈虐待を受けた子どもの傷について〉

子どもは一人では生きていけません。親の庇護のもと，成長発達していきますが，虐待を受けている子どもは身体的にも心理的にも傷を受けながら生きていくことになります。虐待を受けて傷ついた子どもが示すものとしては，①身体的な傷，②心理的な傷，そして社会の一員としての，③社会的な傷を受けます。医療機関で気づかれるのは身体的な傷ですが，心理社会的な傷としては，PTSD（Post Traumatic Stress Disorder，心的外傷後ストレス障害）と反応性愛着障害があります。そのように傷を負った子どもの姿は，子どもとかかわっている周囲の保育者からすると「気になる子どもの様子」として現れてきます。

具体的乳幼児期の様子を示します。

身体的な兆候：発育不良（身長体重増加不良）
　　　　　　　　繰り返す不自然な傷がある
　　　　　　　　いつも不衛生である
　　　　　　　　体調が悪くても医者に連れて行かない
　　　　　　　　乳幼児健診を受けていない

行動上の兆候：落ち着きがなく多動で注意をひく行動をする

　　　　　　　　　表情が乏しい

　　　　　　　　　感情の起伏が激しくかんしゃくを起こす

　　　　　　　　　お迎えに来ても帰りたがらない

　　　　　　　　　大人の顔色をうかがったり，おびえた表情をする

　　　　　　　　　不自然に甘えたり，触れられることを極端に嫌がる

　　　　　　　　　欠席や遅刻が多い

　　　　　　　　　お友達と楽しく遊べない，孤立している

　　　　　　　　　がつがつ食べるとか食事の行動が不自然である

　しかし，このような兆候が認められたからといって，すべて原因が虐待であると考えてはいけません。虐待とは養育者と子どもとの関係性の最も劣悪なものであることから，さまざまな要因が重なってそのような状況に陥っているということです。

　近年，逆境的小児期体験（Adverse Childhood Experience：ACE）が成人期以降の心身の健康に影響を及ぼすことが明らかになってきました。小児期における被虐待や機能不全家族との生活による困難な体験のことです。

〈保育現場での対応について〉

　日々子どもにかかわっている保育者は，保育所での子どもだけでなく養育者への対応にも苦慮することがあります。虐待では？と疑った際には，子どもへの対応と養育者への対応が求められますが，まずは保育所で担当者・主任・園長などと話し合い情報を集約して今後の方針を決めていきます。

　通告する義務がありますが，いつ，誰が，どこに，どのように，通告するのかについて保育園内で情報を共有することが重要です。保育所は行政機関としては福祉係になり福祉事務所に通告することが多いですが，緊急時には児童相談所に通告することが大切です。2004（平成16）年に児童福祉法の改正が行われ，地域で「要保護児童対策地域協議会」（p.175参照）を設置して地域のさまざまな領域の人たちが密接な連携ととりながら継続して親子を支援していくようになっています。

　直接的な対応の原則は，1）安全性，2）普遍性，3）融通性です。子どもの保育所での生活が，子どもが安心，安全な生活と感じられるように，当たり前のことを当たり前のことと感じられるように（他の子どもと同じ生活時間を過ごす），そして融通がきかせられるよう（例えば不潔な服の着替えを提供する，食事を多く与えるなど）に働きかけましょう。養育者に対しても同様ですが，まずは養育者との関係づくりから始めなければなりません。人との関係づくりが苦手で，会話が伝わりにくい場合でも，あくまでもカウンセリングマインドをもって，話を傾聴し，日々の生活の大変さを理解していること，そし

て何とか支援できることは支援していくという姿勢を示すことが重要です。

〈多職種との連携について〉

　虐待は，日々生活している家庭内で親子のさまざまな要因で起こってきます。それゆえさまざまな領域の専門家との連携が必要です。そのために「要保護児童対策地域協議会」が設置されていますが，その場に直接親子にかかわっている保育者は参集し情報を共有して保育所での今後の支援方針を考えていかなければなりません。また，地域の違った領域の専門家と顔見知りになっておくことも重要です。

引用・参考文献

・厚生労働省：母子保健行政の推進体制．
　（http://www.mhlw.go.jp/bunya/kenkyuujigyou/dl/100514c_0003.pdf）
・わが国の母子保健 令和3年．母子衛生研究会，2021.
・厚生労働省：児童福祉法．（https://www.mhlw.go.jp/bunya/kodomo/pdf/tuuchi-01.pdf）
・内閣府：内閣府本府所管の法律．（http://www8.cao.go.jp/hourei/hou.html）
・厚生労働統計協会：国民衛生の動向2023/2024年（第70巻第9号）．2023.
・厚生労働省：母子保健法．
　（https://www.mhlw.go.jp/web/t_doc?dataId=82106000&dataType=0&pageNo=1）

第**8**章　法律に関する事業の実際

1　母子保健福祉事業の実際

　わが国の母子保健は，思春期から妊娠，出産，新生児期，乳幼児期を通して，一貫した体系のもと，総合的に進めることを目指しています（**図表Ⅱ-8-1**）。そのため，母子保健法，児童福祉法，児童虐待の防止等に関する法律，成育過程にある者及びその保護者並びに妊産婦に対し必要な成育医療等を切れ目なく提供するための施策の総合的な推進に関する法律（成育基本法）などの母子の法律に基づく母子保健福祉施策が各時期に定められ

図表Ⅱ-8-1　母子保健対策の体系（厚生労働省）

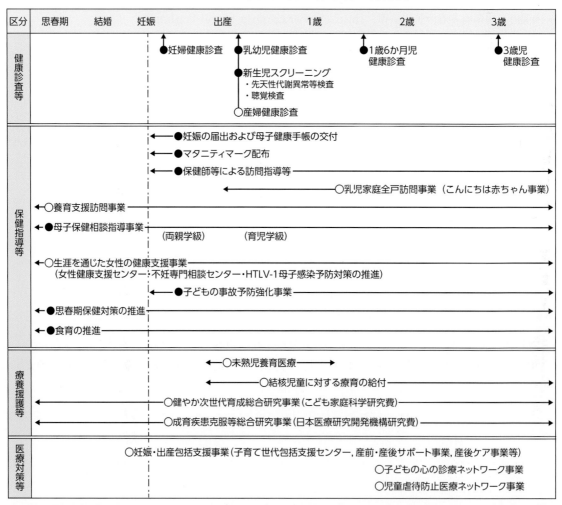

注○国庫補助事業　●一般財源による事業（厚生労働統計協会：国民衛生の動向2023/2024（第70巻9号）．p.99, 2023より転載）

ており，法令などに基づいて，都道府県や市町村といった行政によってサービスが提供（一部，委託）されています。その際，保健・医療・福祉の連携は必要不可欠です。それぞれの専門性を活かした取り組みをしながらも，状況により，ケースを引き継いだり，連携してフォローアップしたりすることで，いかなる市民も，状況に応じた母子保健福祉サービスを受けることが保障されています。

　近年，特に強化されている点は，妊娠がわかった時から，保健・医療・福祉が連携し，ご家族のこれから迎えるお子さんを養育していく力が向上することを目指す取り組みが強化されるとともに，育児や小児在宅医療をも支える地域包括ケアシステムの構築が急がれています。

　2024（令和6）年4月から，母子保健福祉事業は子ども家庭庁へ移管され，コミュニティにおける母子保健福祉サービス（事業）が統合し，円滑に活用されるように準備が進められています。身近な子育て支援の場である保育園は，すべての子どもやご家族へ切れ目のないサービス提供の支援をする場として地域に根付いた身近な存在であり，保育士の活躍がとても期待されています。

〈妊娠届および母子健康手帳の交付〉

　妊婦は，妊娠届出書にて妊娠を届け出ることで，母子健康手帳や妊婦健診の補助券が交付されます。この届出は，胎児心拍が確認された以降にされますが，厚生労働省では，妊娠11週以内までを推奨しています（2019年度93.5%で2003年の集計以来で最高）。母子健康手帳などを受け取ることによって，妊婦から乳幼児まで一貫した母子保健福祉サービスの始まりを意味しますが，妊娠の届出がない場合は，妊婦健康診査の未受診や飛び込み分娩（妊婦健診を受けないままでの出産），出産後の子どもの虐待などにつながる可能性があるため，引き続き早期の届出がなされるよう啓発されています。

　母子健康手帳には，妊娠期〜乳幼児期に提供される公的サービスの紹介や育児情報が記載されています。また，受けた母子保健福祉サービスの経過が記録され，健康診査や保健相談や予防接種状況などが記入されています。そのため，転居などで居住地が変更になった場合でも，転居前までに受けてきたサービスを転居先で共有することやその後の継続したサービスを受けることができます。母子健康手帳は，一貫する継続した母子保健福祉サービスを受けるためのいわば橋渡しとなっています。

　母子健康手帳の交付は，行政の母子保健担当者が妊産婦に接触する最初の機会になります。保健師や助産師などが妊婦の健康面のみならず，社会経済的な状況を含む養育力についても十分に把握し，生まれてくるお子さんの育児を行っていけるように，状況に応じて，妊娠早期より，社会的な支援も検討する機会となっています。

　母子健康手帳とともに，妊婦健診の補助券が配布されています。妊婦健康診査の充実の

ために，公費負担の対象となる健康診査の回数が5回から14回に増えるとともに，HTLV-1抗体検査や性器クラミジア検査などの検査項目の追加がなされています。1991年から，医学的記録および保護者の記録については省令様式で定め，行政情報，保健育児情報などについては省令で記載項目のみを定め，いわゆる任意様式として，具体的内容は市町村に委ねることとされています。全体の分量を考慮しつつ，妊娠・分娩のリスクについて，高齢妊娠や喫煙，基礎疾患への注意，産後ケア事業などを記載することへの検討も進められています。

〈妊産婦および乳幼児の保健指導〉

妊娠して，出産し，退院後に自宅で育児をする時期に，医療機関では，妊娠期には妊婦健診（妊娠6か月（23週）までは4週間に1回，妊娠7～9か月は2週間に1回，妊娠36週以降は週に1回が原則）や産前教育（例：母親学級，父親学級，両親学級など）が提供されます。また，出産のための入院中には，退院後の育児をする生活を見越した退院指導（例：産後の生活の留意点，母乳育児の進め方，新生児との生活での注意点など），電話訪問，2週間健診，出産後の女性（褥婦）の産後健診や新生児の1か月健診においても，保健指導が行われています。いずれの場合にも，妊産褥婦自身の心身の健康の保持・増進に対する日常生活全般にわたる助言，お子さんを養育する場としての家庭（生活）環境についても情報提供し，調整を図っています。なお，妊娠期から退院後の育児支援の充足が必要と判断される場合には，早期に保健師との連携を図り，母子およびその家族が，順調に育児に取り組めるような支援体制の強化を図っています。また，対面のみならず，インターネットを介した産前教育や産後フォローにも取り組まれています。

一方，市町村は，必要に応じて，医師や助産師，保健師が家庭訪問や電話をして，保健指導を行っています。つわり（重症化すると妊娠悪阻）によって，日常生活行動ですら困難になる場合や，切迫早産や妊娠高血圧症候群などでは，妊娠継続のために安静にすることが最優先となる場合もあり，妊娠経過によっては，相談をするために外出などをすることが困難になる場合があります。また，生後28日未満の新生児は，外界の刺激に十分な抵抗力がついていない時期であり，外出を控えることが一般的です。また，生後28日（新生児期）を過ぎたとはいえ，未熟児や疾患のあるお子さんについては，ご家族にとってお子さんとの生活には，成長・発達の経過から個別に留意を要す場合もあります。そのため，医療機関や保健センター（保健所）での保健指導だけではなく，保健師らが家庭訪問をして，自宅での親子の生活の様子から保健指導を実施し，継続したフォローの必要性について検討されています。

保健相談は，母子にとって，明らかな病気や問題となる前からの取り組みが有効です。そのため，乳幼児健診や家庭訪問によって，育児負担のストレスによる心身の不安定さを

察知し，産後うつや育児虐待の早期発見や未然防止を目指す必要があります。そこで，乳児家庭全戸訪問事業（こんにちは赤ちゃん訪問事業）が提供されています。生後4か月までの乳児がいるすべての家庭を訪問し，母親のさまざまな不安や悩みを聞き親子の心身の状況や養育環境などの把握をするとともに，ニーズに応じた子育て支援に関する情報提供やサービスも紹介されています。

〈B型肝炎母子感染防止対策〉

HBe 抗原陽性（ウイルス量の多い状態）のお母さんから産まれた赤ちゃんはそのほとんどがB型肝炎に感染します。感染後は多くの赤ちゃんがウイルスキャリア（ウイルスの感染が持続した状態）になり，将来慢性肝炎や肝硬変，肝臓がんを発症する恐れがあります。HBe 抗原陰性のお母さんから産まれた赤ちゃんの感染率は高くはありませんが，まれに乳児期に，重症の肝炎を起こすことがあります。こうした理由から感染防御のための処置が行われます。出産後できるだけ早い時期に，赤ちゃんに対して感染防止策をとる必要があります。なぜならば，お母さんの陣痛が始まった時に，赤ちゃんへの感染が起こる可能性が示唆されているからです。したがって生後12時間以内に感染防止策を始めることが望ましいとの答申が日本小児科学会，日本産婦人科学会，日本小児栄養消化器肝臓学会から出されています。特に，B型肝炎ウイルスの母子感染予防における，初回注射の時期は，被接種者の状況に応じて生後12時間以降でもできますが，その場合であっても生後できるだけ早期に行うこととされています。

B型肝炎母子感染防止対策のため，妊婦の（B型肝炎ウィルスを有する）HBs 抗原検査は公費負担とされ，HBs 抗原が陽性だった場合，その後の妊婦と生まれてくるお子さんの抗原検査やグロブリンの投与は医療保険が適用されるようになっています。

図表 II-8-2　B型肝炎ワクチン接種計画

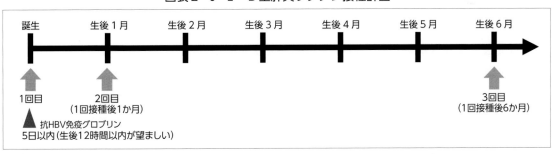

（医療上の必要性の高い未承認薬・適応外薬検討会議 公知申請への該当性に係る報告書．日本産婦人科医会母子保健部会：B型肝炎母子感染予防方法の変更についてより引用）

〈新生児のスクリーニング〉

新生児のスクリーニングとして，先天性代謝異常等検査と聴覚検査が広く行われていま

す。いずれも，早期発見・治療することで，お子さんの発達予後の改善に効果があるといわれています。

　先天性代謝異常等検査は，先天代謝異常や先天性甲状腺機能低下症（クレチン症）などをスクリーニングする検査を指します。そして早期発見・治療することで，心身の障害を予防できるといわれています。従来は，新生児マススクリーニングが採用されていましたが，2011年からは，見逃し例が少ないタンデムマス法が採用されています。

　先天性代謝異常等検査の検査は，出産した施設で入院期間中に，申込書を提出することで行われ，検査の費用は無料です。結果は，医療機関から保護者の方に報告され，精密検査が必要と診断された場合には，適切なフォローアップの指示がなされます。例えば，先天性代謝異常症などの治療に必要な特殊調合をしたミルク（特殊ミルク）を安定供給するとともに，品質の管理ならびに必要な情報の提供も行われています（代謝異常児特殊ミルク供給事業）。

　聴覚については，新生児聴覚スクリーニングのために作られた自動聴性脳幹反応（Automated ABR）やスクリーニング用耳音響放射（OAE）を用いて検査されます。新生児期でも，正確度が高く安全で，かつ，多数の児に短時間で簡便に検査が実施できる検査機器が開発されたことによって，広く普及しています。ただし，精密検査を行う児を選ぶためのスクリーニング検査であり，聴覚障害があることを診断する検査ではありません。

　新生児聴覚スクリーニングは，先天難聴児のハイリスク群以外のお子さんにも実施されています。先天難聴児のハイリスク群は，難聴の家族歴，子宮内感染などにより聴覚障害を合併する危険が高い児であり，従来からこのような例に対しては退院前に聴性脳幹反応（ABR）などの聴覚検査を行ってきました。しかし，残りの半数はこのような危険因子がなく，しかも出生時に何ら異常を示さない児であり，検査を受ける機会がないため，全新生児を対象としたスクリーニングを実施しないと早期発見をすることができません。聴覚障害は早期に適切な援助を開始することによって，コミュニケーションの形成や言語発達の面で大きな効果が得られるので，早期発見が重要です。

　成長・発達の著しい子どもたちにとって，異常の早期発見・早期治療は，発達予後を左右するといっても過言ではありません。異常がわかれば，適切な治療を受け，療養できる環境調整のためにも，新生児への負担が少ないスクリーニングは必要不可欠といえます。

〈乳幼児健康診査〉

　乳幼児健康診査は，子どもの健全な成長・発達を確認するために，乳児健診は，3〜4か月（前期）と9〜11か月（後期）が，幼児健診は1歳6か月健診と3歳児健診が，市町村に義務づけられています。身長や体重などの成長に加えて，精神運動発達，言語発達，社会性の発達などの発達も確認されています。

● 1 か月健診

　病院から家庭に戻った後，順調に成長・発達しているかを初めて確認する健診で，市町村の義務ではありませんが，ほとんどすべての児が受けることを期待されており，出生した医療機関で主に行われます。哺乳ができ，適正な体重増加があるか，音や光に反応したり，赤ちゃんの手足が活発に動いていたりするかなどを確認しています。新生児〜乳児期に不足しがちなビタミンKのシロップの内服回数が生後1か月までに3回でしたが，生後3か月までに13回へと増量し，退院後にも継続してご家族によりお子さんへ内服させるように出産施設にて説明を受けています。母親の不安が強くなる時期であり，新生児の健康状態のみならず，母親の心身の状態も考慮し，気軽に相談や質問ができる雰囲気での対応が期待されています。

● 3〜4か月（前期）健診

　体重は出生時の約2倍，身長は約60cmとなります。首のすわり（定頸），追視，反応性笑い，ガラガラを持たすと振って遊ぶ，人の顔や声などによく反応するなどの精神運動発達の状態，先天性股関節脱臼，斜頸などといった先天性疾患の早期発見とともに，必要な治療が提供される手配までフォローされています。

● 9〜11か月（後期）健診

　周囲への関心を盛んに示すようになり，はいはいしたり，つかまり立ちをしたりができるようになりますが，個人差もあり，立てなくても問題はありません。ただし，おすわりができない場合には，発達の遅れが懸念されます。また，小さなものをつかんだり，関心のあるものをつかんだりするようになります。そのため，タバコなどの小さなものの誤飲が多くなる時期であり，子どもの目線に立って，家の中の環境に十分な注意が必要であり，健診での保健指導として強化されています。

● 1歳6か月健診

　転ばず歩行する，意味のある単語を話す，積み木がつめるなどを確認します。内外斜視，軽度難聴を調べ，内科的診察がなされます。離乳食完了の確認，乳幼児の栄養の説明，虫歯の予防などの保健指導も実施されます。

● 3歳児健診

　集団生活を行うのに必要な社会性や生活習慣，言語，運動などの基本的発達，身体の発育，精神発達や視聴覚障害を確認します。

　いずれの健診も，必要に応じて，身体面については専門医へ，精神発達面に関しては児童相談所において精神科医や心理判定員による精密審査などのフォローアップがなされています。2005年からは，幼児健診に心理相談員や保育士が特別に配置され，育児不安への心理相談や親子でのグループワークなどの育児支援対策が強化されています。

〈家庭支援事業（2024（令和6）年4月～）〉

　訪問による家事支援，児童の居場所づくりの支援，親子関係の形成の支援などを行う事業が新設され，子育て短期支援や一時預かり事業が拡充されます。

● 子育て世帯訪問支援（訪問による生活の支援）

　要支援児童，要保護児童およびその保護者，特定妊婦などを対象に訪問し，子育てに関する情報の提供，家事・養育に関する援助などが行われます。

● 児童育成支援拠点（家族や家以外の子どもの居場所支援）

　育成環境などの課題（虐待リスクが高い，不登校など）を抱える主に学齢期の児童を対象として，児童の居場所となる拠点を開設し，児童に生活の場を与えるとともに，児童や保護者の相談対応が行われます。。

● 親子関係形成支援（親子関係の構築に向けた支援）

　要支援児童，要保護児童およびその保護者，特定妊婦などを対象に，親子間の適切な関係性の構築を目的として，子どもの発達の状況などに応じた支援が行われます。

● 子育て短期支援

　保護者が子どもとともに，または子どもが自ら入所を希望した場合，入所・利用できます。

● 一時預かり事業

　子育て負担を軽減する目的（レスパイト利用）での利用ができます。

〈各種相談事業〉

　子どもの発育や発達，育児の具体的な方法，子どもの成長に応じた食事，母親のストレスなど，育児にまつわるさまざまな悩みや疑問に，保健師や栄養士が中心となって対応する窓口が自治体ごとで設置されています。自治体により，相談の窓口は異なりますが，保健センターと連携して行っていることが多く，電話相談で対応されている場合もあります。2024（令和6）年4月からは子ども家庭センターが設置され，すべての妊産婦・子育て世帯・子どもの包括的な相談支援の充実が図られます。一方で，食育等推進事業（妊産婦と乳幼児の栄養）や子どもの事故予防強化事業（乳幼児突然死症候群（SIDS）に関する知識の普及・啓発）のように，テーマ別に相談事業が実施されているものもあります。

● こども家庭センター（2024（令和6）年4月～）

　すべての妊産婦・子育て世帯・子どもの包括的な相談支援の対応をするために，市町村に設置されました。こども家庭センターは，支援を要する子どもや妊産婦などへの支援計画（サポートプラン）を作成するとともに，身近な子育て支援の場（保育所など）における相談機関の整備に努めています。保健師などが中心となって行う各種相談など（母子保健機能）を行うとともに，こども家庭支援員などが中心となって行うこどもな

どに関する相談など（児童福祉機能）を一体的に担います。なお，こども家庭センター設置に伴い，従来の子ども家庭総合支援拠点（児童福祉法第3条）と子育て世代包括支援センター（母子保健法第22条）が見直される予定です。

　なお，こども家庭センターは，こどもとその家庭からの相談に対応する際，複数の関係機関が連携した支援が必要な場合に要保護児童対策地域協議会を積極的に活用し，アセスメントに必要な情報共有や関係機関が協働しながらの支援を実施します。

●児童発達支援センター

　地域における障害児支援の中核的役割があり，2024（令和6）年4月からは，障害種別（福祉型，医療型）にかかわらず，複数の障害がある児にも支援できるよう一元化が図られます。

　都道府県が中心となり，子どもの心の診療ネットワーク事業や児童虐待防止医療ネットワーク事業は，都道府県が中心となり，多職種連携により問題が取り組まれています。

●子どもの心の診療ネットワーク事業

　子どもの心のさまざまな問題，児童虐待や発達障害に対応するため，都道府県における拠点病院を中核とし，地域の医療機関並びに児童相談所，保健所，市町村保健センター，要保護児童対策地域協議会，発達障害者支援センター，児童福祉施設および教育機関 等（以下「保健福祉教育関係機関等」という）と連携した支援体制を構築することが目的です。

　主な事業内容としては，子どもの心の診療支援（連携）事業が挙げられ，①地域の医療機関から相談を受けたさまざまな子どもの心の問題，児童虐待や発達障害の症例に対する診療支援，②地域の保健福祉関係機関などから相談を受けたさまざまな子どもの心の問題，児童虐待や発達障害の症例に対する医学的支援，③問題行動事例の発生時における医師などの派遣，④地域の保健福祉関係機関などとの連携会議の開催です。そのために，子どもの心の診療関係者研修・育成事業や普及啓発・情報提供事業なども担っています。

●児童虐待防止医療ネットワーク事業

　都道府県の中核的な医療機関を中心として児童虐待対応のネットワークづくりや保健医療従事者の教育などを行い，児童虐待対応の向上を図ることを目的としています。主な事業内容としては，小児患者に対応する中核的な病院（拠点病院）に児童虐待専門コーディネーター（児童虐待の専門知識を有する医療ソーシャルワーカーなど）を配置し，院内外との連絡・調整を行っています。そのために，児童虐待対応向上のための教育研修や拠点病院における児童虐待対応体制の整備なども担っています。

〈医療援護〉

医療援護としては、未熟児養育医療、自立支援医療（育成医療）、結核児の療育の給付などがあります。

●未熟児養育医療

出生時の体重が2,000g以下や呼吸器や循環器の症状があり養育医療機関において医師が入院して養育を受ける必要があると認めた乳児が対象で、医療費の援助を受けることができます。

●育成医療

障害児（障害に係る医療を行わないときは将来障害を残すと認められる疾患がある児童を含む）で、その身体障害を除去、軽減する手術などの治療によって確実に効果が期待できる者に対して提供され、生活の能力を得るために必要な自立支援医療費の援助を受けることができます。

●結核児の療育の給付

結核児については、結核児の健全な育成を図るために、療育の給付（医療、学習、療養生活に必要な物品の支給）を受けることができます。

●その他

小児がんなどの小児慢性特定疾患医療や難病の場合にも、対象児童の健全な育成や医療の確立・普及の観点から、医療費の援助を受けることができます。

〈予防接種〉

予防接種は、予防接種法に基づき、伝染の恐れがある疾病の発生や蔓延を公衆衛生の見地から予防するために実施され、国民の健康の保持に寄与しています（予防接種による健康被害の迅速な救済も含まれます）。かつては、予防接種を義務付けにより推進されてきましたが、価値観の多様化の背景もあり、現在では、予防接種を受けるように努めなければならない（努力義務）とされています。

予防接種は、疾患の予防のために行いますが、受けたことによって、発熱、接種部位の発赤・腫脹、発疹の他、まれではありますが重度の神経障害など重篤な副反応が生じることがあります。そのため、以前は、集団接種が行われていましたが、協力する医師によって医療機関で行う予診を充実させた個別接種が推進されています。

乳幼児では、短期間に複数のワクチンを接種する必要があり、ワクチンの性質から、予防接種をする順番にも注意する必要があります（**図表 I - 4 - 4　予防接種スケジュール** p.68参照）。そのため、推奨される予防接種がスムーズに実施されるように、かかりつけ医によく相談して予防接種のスケジュール管理をし、予防接種前には、特に体調管理を心がける必要があります。

② 21世紀の母子保健福祉

21世紀の母子保健福祉事業の基本として「子育ての社会支援」が挙げられます。この背景には，少子高齢化社会の到来があります。高齢化への対策とともに，安心して子育てができる社会になっていくための国全体での取り組みがなされています。

〈子育ての社会支援〉

1990年前半から，少子化対策が最優先課題とされました。1994年3月，21世紀福祉ビジョンにより，21世紀の少子・高齢社会における社会保障の全体像や，主要施策の基本方向，財源構造のあり方などについての中長期的な方向性が提示されました。同年12月には「今後の子育て支援のための施策の基本的方向について（エンゼルプラン）」が策定され（文部・厚生・労働・建設省の4大臣合意），少子化対策が推進されてきました。その施策の一環として，近年の女性の社会進出の増加等に伴う保育需要の多様化などに対応するため，当面，エンゼルプランのうち緊急に整備すべきものとして，保育対策などについて厚生・大蔵・自治の3大臣合意により，低年齢児保育や保育所の低年齢児入所の受け入れを促進する当面の緊急保育対策等を推進するための基本的考え方（「緊急保育対策等5か年事業」）が策定されました。エンゼルプランは，10年を目途としたものでありますが，1999年12月，「少子化対策推進関係閣僚会議」で決定された「少子化対策推進基本方針」に基づき，重点的に推進すべき少子化対策の具体的実施計画を定めた新エンゼルプランが策定されました（大蔵・文部・厚生・労働・建設・自治の6大臣合意）。新エンゼルプランは，1）保育等子育て支援サービスの充実（低年齢児の受け入れ枠の拡大，延長・休日保育の推進等），2）仕事と子育て両立のための雇用環境整備（育児休業普及率の引き上げ，短時間勤務制度の拡充等），3）働き方についての固定的な性別役割や職場優先の企業風土の是正，等からなります。

2000年頃から，少子化対策を含めた子ども・子育て支援の充実を目指した取り組みがなされてきました。2002年には，少子化対策プラスワンにより，「夫婦出生力の低下」という新たな現象を踏まえ，少子化の流れを変えるため，少子化対策推進基本方針のもとで，もう一段の少子化対策の推進が挙げられました。「子育てと仕事の両立支援」が中心であった従前の対策に加え，「男性を含めた働き方の見直し」など4つの柱に沿った対策を総合的かつ計画的に推進されました。また，次世代育成推進法（2003〜2015年3月31日）では，次世代育成支援対策は，保護者が子育てについての第一義的な責任を有するという基本的認識のもとに，家庭その他の場において，子育ての意義についての理解が深められ，子育てに伴う喜びが実感されるように配慮して行われなければならないこととすることが基本理念とし，国による行動計画策定指針ならびに地方公共団体および事業主による行動計画

の策定などの次世代育成支援対策を迅速かつ重点的に推進するために必要な措置が講じられました。2004年には少子化社会対策大綱によって，結婚，妊娠，子ども・子育てに温かい社会の実現を目指して少子化社会対策基本法に基づく総合的かつ長期的な少子化に対処するための施策の指針が確認されました。仕事と育児を両立する女性が増え，働き方の調整や保育サービスの充実に関して多くの取り組みがなされてきましたが，抜本的な打開策は得られず，困難を極めました。

　2001年から開始した「健やか親子21」は，母子の健康水準を向上させるためのさまざまな取り組みを，みんなで推進する国民運動計画です。母子保健はすべての子どもが健やかに成長していくうえでの健康づくりの出発点であり，次世代を担う子どもたちを健やかに育てるための基盤となります。安心して子どもを産み，健やかに育てることの基礎となる少子化対策としての意義に加え，少子化社会において，国民が健康で明るく元気に生活できる社会の実現を図るための国民の健康づくり運動（健康日本21）の一翼を担うものです。しかしながら，少子化の進行，晩婚化・晩産化と未婚率の上昇，核家族化，育児の孤立化など，子どもの貧困，母子保健領域における健康格差（小学生の肥満児の割合，3歳児の虫歯など）が明らかとなり，第1次計画（2001〜2014年）では，10代の自殺率と全出生数中の低出生体重児の割合が改善しませんでした。

　2015年度から開始となった「健やか親子21（第2次）」は，10年後に，すべての子どもが健やかに育つ社会となることを目指した国民運動計画です（**図表Ⅱ-8-3**）。「健やか親子21（第2次）」では，3つの基盤課題（A：切れ目ない妊産婦・乳幼児への保健対策，B：

図表Ⅱ-8-3　健やか親子21（第2次）　イメージ図（厚生労働省）

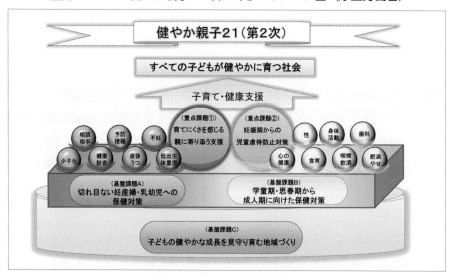

学童期・思春期から成人期に向けた保健対策，C：子どもの健やかな成長を見守り育む地域づくり）と，発展させる2つの重点課題（①：育てにくさを感じる親に寄り添う支援，②：妊娠期からの虐待防止対策）が掲げられています。

2015年度に，妊娠期から子育てにわたる切れ目のない支援を目的に「子育て世代包括支援センター」の設置が法定化されました。2022年度までに全国のすべての市町村に設置され，これによりさまざまな機関が個々に行っていた相談や支援をワンストップで総合的に行い，また各市区町村の地域の特性を活かしながら，全国どの地域においても一貫性・整合性のある支援が実現されることが期待されます。また，子育て関連3法（こども・子育て支援法，認定こども園法の一部改正法，子ども・子育て支援法及び認定こども園法の一部改正法の施行に伴う関係法律の整備等に関する法律）に基づき，保育施設の整備も進められています。

図表Ⅱ-8-4　妊娠・出産包括支援事業の展開（厚生労働省）

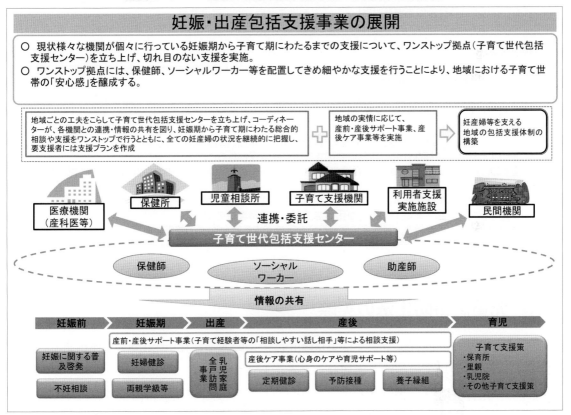

そして2022年，妊娠前から年齢による切れ目や省庁間の縦割りを排し，子どもの権利を保障し，教育と福祉の連携，子どもの安全・安心の確保，困難を抱える子どもへの支援が抜け落ちることのない体制を構築することを目的に，「こども家庭庁」が創設されました。

大人が作ってきた社会を"こどもまんなか"社会へと作り変えていくことをスローガンに，子どもの貧困，障害，児童虐待，重大ないじめ，自殺，不登校など子どもに関するさまざまな課題に総合的に対応し，教育・保育給付，放課後児童クラブなどの施設等利用給付，仕事・子育て両立支援事業などといった子どもに関連する政策を進める組織です。同時に，国や都道府県，市区町村などが子ども施策を進めていくための基本理念などを明確にした「こども基本法」（**図表Ⅱ-8-5**）が施行されました。

図表Ⅱ-8-5　こども基本法の概要

こども基本法の概要

目　的

　日本国憲法及び児童の権利に関する条約の精神にのっとり，次代の社会を担う全てのこどもが，生涯にわたる人格形成の基礎を築き，自立した個人としてひとしく健やかに成長することができ，こどもの心身の状況，置かれている環境等にかかわらず，その権利の擁護が図られ，将来にわたって幸福な生活を送ることができる社会の実現を目指して，こども施策を総合的に推進する。

基本理念

①全てのこどもについて，個人として尊重されること・基本的人権が保障されること・差別的取扱いを受けることがないようにすること
②全てのこどもについて，適切に養育されること・生活を保障されること・愛され保護されること等の福祉に係る権利が等しく保障されるとともに，教育基本法の精神にのっとり教育を受ける機会が等しく与えられること
③全てのこどもについて，年齢及び発達の程度に応じ，自己に直接関係する全ての事項に関して意見を表明する機会・多様な社会的活動に参画する機会が確保されること
④全てのこどもについて，年齢及び発達の程度に応じ，意見の尊重，最善の利益が優先して考慮されること
⑤こどもの養育は家庭を基本として行われ，父母その他の保護者が第一義的責任を有するとの認識の下，十分な養育の支援・家庭での養育が困難なこどもの養育環境の確保
⑥家庭や子育てに夢を持ち，子育てに伴う喜びを実感できる社会環境の整備

❸　児童虐待防止法の実際

　児童虐待防止法の内容については第7章「母子に関する法律」（p.158）で述べましたが，この章では保育現場での実践上大切なことを示します。

　まずは，保育現場で，"虐待かな？"と気づいた時には，「児童虐待防止等に関する法律」の中で書かれているように，保育士は，医師・教師・看護師・弁護士などと同様に児童虐待を早期に発見できる立場にあることから，速やかに地域の福祉事務所または，児童相談所に通告しなければなりません。緊急を要する事例の際には，児童相談所に直接通告を行い，すぐに子どもを保護しなければなりませんが，どうしようかな？と躊躇してしまう際

には通告する先として要保護児童対策地域協議会があります。これは，地域で子どもたちを見守り，親への支援を行うための組織で設置することになっています。

〈要保護児童対策地域協議会について〉

2004（平成16）年の児童福祉法の改正によって，地方公共団体が設置・運営する組織として存在しています。地域で設置され，地域の子どもにかかわっているさまざまな領域の職種の方々が共通認識をもって要保護児童の支援・援助を行っていくことになっています（**図表Ⅱ-8-6**）。

図表Ⅱ-8-6　要保護児童対策地域協議会の運営のイメージ

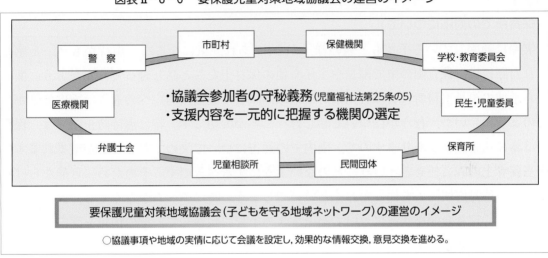

図にも示されているように，児童福祉関係（保育士，保育所はここに入ります）・保健医療関係（病院の医師や保健師）・教育関係（幼稚園や教育委員会）・警察司法関係（警察や弁護士）・人権擁護委員会（法務局や人権擁護委員）などの関係者によって組織されています。あくまでも子どもの人権を守り，子どもの健やかな成長発達を促すために地域で実際にどのようにかかわり援助支援していくのかを考えていく組織です。

図表Ⅱ-8-7

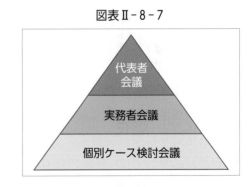

要保護児童対策地域協議会は，三層構造となっています。それは，1）代表者会議と，2）実務者会議と，3）個別ケース検討会議という三層です。1）代表者会議は，各関係機関の責任者（管理職）レベルでの連携を深めることが求められています。2）実務者会議は実際活動する実務者の会議で，すべての通告相談事例の協議を行って，定例的な情報

交換や個別検討会議で課題となった点のさらなる検討や，支援を行っている事例の総合的な把握を行うようになっています。そして，3）個別ケース検討会議は，実際にその事例にかかわっている担当者が具体的な支援の内容を検討することになっています。

　保育士は気になる子どもに気づいた時には，要保護児童対策地域協議会の3）個別ケース検討会議に参加することがあります。実際かかわっている子どもと親にどのようにかかわっていくのか，また自分たちが把握している情報を共通理解して，具体的な役割について考えていきます。実際の子どもの状況から緊急性があるのか，危険性があるのかなどを判断して，具体的な援助方針を決め，支援の方針の経過を報告していくことが求められています。

〈保育所での対応について〉

　実際に通園している子どもと親の様子から，"あれ，気になるな，虐待かも？"と感じられた際には，保育園の中で園長や主任や他の保育士たちと話し合ってみましょう。園内から地域の福祉事務所（要保護児童対策地域協議会の設置機関）への通告は園内で誰が，どのように，いつ，行うかについて話し合うことが大切です。特に虐待防止法では，保育士は特に通告義務がありますので，園内での通告について決めておくことが望まれます。担当保育士のみに任せるということのないようにするべきです。そのために可能ならば園内での虐待対応チームを作っておくといいでしょう。特にチームがなくても，保護者の家庭環境や心理社会的な状況について園児を含め十分に観察して，その情報を園内で共有することから始めましょう。

　そして，気になる点については，それとなく保護者に聞いたり，子育てで困っている点や，迷っていることなどがあれば保育士として，「ともに考えてまいりましょう」「何か役に立つことがあれば一緒に行ってまいりましょう」という姿勢で支援援助していきます。保護者に対してはあくまでも，カウンセリングマインドをもって，接することが基本です。園長や主任は経験豊かなことから，特に虐待防止法による要保護児童対策地域協議会の会議には担当保育士だけでなく，園長や主任も参加し地域のさまざまな領域の担当者と日頃から顔見知りになっておくことが重要です。

　子どもに対しては，日頃の保育を行うと同時に，きめの細かい丁寧な配慮が望まれます。"あれおかしいな？"と気づいた点は，子どもが困っているSOSと捉えて，子どもの保育所での環境調整を考えてみてください。例えば，他の子どもへの暴力がみられている場合などは，そのような機会を避ける工夫が必要となります。どうしても暴力をしてしまった現場を見ると，つい子どもを叱ってしまいますが，極力そのような場面が来ないように配慮する工夫が必要です。注意をして，子どもが我慢している姿が認められた際には，十分我慢していることを褒めるようにしましょう。問題のある行動をしていないことを，当

たり前のこととして，見過ごしてしまわず，褒める！という行動をとってみましょう。子どもにとっては，保育所での生活が，「守られている。安心だ」と感じられるように働きかけることです。

〈地域の他機関との連携について〉

保育所と日頃付き合いのある他機関は，地域の福祉事務所・保健所・園医の医療機関があります。その他，幼稚園・学校・警察の派出所・関連用品のお店などが考えられます。日頃の付き合いから顔見知りになり，コミュニケーションをとっておくと，何かの際に力強い味方になってくれます。福祉事務所では，自分の保育所の担当者まで知っておきましょう。何かあればすぐに相談ができる関係を作っておくことが大切です。子どもたちが，保育所生活場面以外の日常で何らかの気になる行動がみられる場合には，相談をして子どもと親にとって，最も有効と思われる機関の方に相談しましょう。

引用・参考文献

・厚生労働省：母子保健法．
（https://www.mhlw.go.jp/web/t_doc?dataId=82106000&dataType=０&pageNo=１）
・厚生労働省：令和元年度地域保健・健康増進事業報告の概況．
（https://www.mhlw.go.jp/toukei/saikin/hw/c-hoken/19/dl/ kekka1.pdf）
・医療上の必要性の高い未承認薬・適応外薬検討会議：公知申請への該当性に係る報告書．日本産婦人科医会母子保健部会：Ｂ型肝炎母子感染予防方法の変更について．
（https://www.jpeds.or.jp/uploads/files/20211130_VK_teigen.pdf）
・厚生労働省：令和４年６月に成立した改正児童福祉法について．
（https://www.mhlw.go.jp/stf/seisakunitsuite/bunya/kodomo/kodomo_kosodate/jidouhukushihou_kaisei.html）
上記リンクに掲載されている資料
［参考資料］
・厚生労働省：改正児童福祉法基本資料．
（https://www.mhlw.go.jp/content/000994205.pdf）
・厚生労働統計協会：国民衛生の動向　2023/2024年（第70巻第９号）．2023．
・わが国の母子保健　令和３年．母子衛生研究会，2021．
・厚生労働省：母子保健行政の推進体制．
（http://www.mhlw.go.jp/bunya/kenkyuujigyou/dl/100514c_0003.pdf）
・厚生労働省：児童福祉法．（https://www.mhlw.go.jp/bunya/kodomo/pdf/tuuchi-01.pdf）
・内閣府：内閣府本府所管の法律．（http://www8.cao.go.jp/hourei/hou.html）
・厚生労働省：子育て世代包括支援センター業務ガイドライン．
（https://www.mhlw.go.jp/file/04-Houdouhappyou-11908000-Koyoukintoujidoukateikyoku-Boshihokenka/senta-gaidorain.pdf）
・こども家庭庁：こども基本法の概要．
（https://www.cfa.go.jp/assets/contents/node/basic_page/field_ref_resources/747eda79-９d10-４e９c-a13f-29bbef１e6578/80c5948b/20230113-laws-law-78gaiyou.pdf）
・こども家庭庁ホームページ．（https://www.cfa.go.jp/top/）

第9章　子育て支援のためのネットワーク

　子育て支援を考える時，「保育学」では子どもの育ちを保障して，子どもがのびのびとすくすくと育っていく環境を整えることが保育原理の原則とされています。子どもの成長と発達を考える時，子どもは「生物学的存在として生まれ，社会的存在として育つ」というように「子ども学」では提唱しています。つまり，子どもは父親と母親から生物学的に遺伝子を受け継いで，この世の中に生まれてきます。そしてその後，日々の生活を送りながら環境すべてから刺激を受けて，自ら育っていきます。新生児期・乳幼児期・学童期・思春期を経て，社会の一員として自立します。その過程の中で子どもにとって自ら育ちゆく環境が提供されることによって，その人の人格ができ上がってきます。保育学でいう環境には，人的環境・物的環境・そして自然環境を考えて保育士指導を行っていますが，人的環境を考える際には，子どもに最も近いものとして親・家族があります。少し成長すると，保育所や幼稚園に通いそこでの人的環境として保育士・幼稚園教諭が子どもの成長発達に大きな影響を与えます。環境全体として考えると，子どもは家庭から保育所や幼稚園，そしてそれらが存在している地域があり，地域が家庭生活を支え，子どもの成長発達を支えることになります。子育て支援という言葉がありますが，子育てがあれば，必ず子ども自身が育つ子育ちがあります。子どもを中心において，子どもがすくすくと育ちゆく子育ちのための地域ネットワーク活動と，地域住民による子育ち・子育て支援活動について考えてみましょう。地域ネットワーク活動には，地域の専門的施設（保育所・幼稚園など）を地域に提供するものと，地域の人材を活用するものとがあります。

１　施設を中心とした地域活動と住民による子育て支援活動

　親子が居住して毎日の生活を営む場所は地域であり，地域が子育ち・子育ての拠点となります。昔の大家族制度のもとでの子育ち・子育ては，おじいちゃん・おばあちゃんの助けを借りながらなされてきていましたが，都市化とともに核家族化も加速され，ライフスタイルや家族形態が変化してきました。子どもが育ち，子どもを育てる環境は，三世代の家族スタイルはほとんどなくなり，子育ち・子育ては今の社会では養育者（主には母親）が社会から孤立し，育児不安が高まるケースが激増してきました。とりわけ，人間関係の歪みが子どもへ与える影響などが問題となって，地域で子育て！という視点が重要になってきたのです。

　現在では新しいスタイルで，地域には子育ち・子育て支援者やグループが多くみられる

ようになり，そのネットワークもでき上がり，自治体もそれを支えていくような仕組みづくりが進んでいます。2012年に「子ども・子育て支援新制度」が成立し，地域の子ども・子育て支援を総合的に行っていくことになりました。地域コミュニティケアが重要になり，行政機関でも「子育て支援事業」が進められるようになりました。表に主な地域子ど

図表II-9-1　主な地域子ども・子育て支援事業の概要（対象別）

対　象	事業名	概　要
すべての家庭	利用者支援事業	子育て家庭や妊産婦に対して教育，保育，保健その他の子育て支援に関する相談や情報提供，助言等を行い，関係機関との連絡調整，連携の体制づくり等を実施
	地域子育て支援拠点事業	地域の身近なところで子どもや保護者が相互交流を行う場所を開設し，子育てについての相談，情報提供，助言等を実施
	ファミリー・サポート・センター事業	子育て中の保護者を会員として，子どもの預かり等の援助を受けることを希望する方と，援助を行うことを希望する方との相互に助け合う活動に関する連絡，調整
	一時預かり事業	急な用事や短期のパートタイム就労など，主として昼間において，子育て家庭のさまざまなニーズに合わせて一時的に預かり，必要な保護を実施
	子育て短期支援事業	疾病や仕事等により児童の養育が一時的に困難となった場合に，児童を児童養護施設等で一時的に預かり，保護，生活指導，食事の提供等を実施
主に共働き家庭	延長保育事業	通常の利用日・利用時間以外の日や時間において，認定こども園，保育所等にて保育を実施
	病児保育事業	病気や病後の子どもを，保護者が家庭で保育できない場合に，病院・保育所などに付設されたスペースで実施
	放課後児童クラブ	保護者が昼間家庭にいない小学生が，放課後に小学校の余裕教室，児童館等で過ごすことができるようにし，その健全な育成を図る
妊娠期から出産後	妊婦健康診査	妊婦の健康保持および増進を図るため，妊婦に対する健康診査として，健康状態の把握，検査計測，保健指導を実施するとともに，妊娠期間中の適時に必要に応じた医学的検査を実施
	乳児家庭全戸訪問事業	生後4か月までの乳児のいるすべての家庭を訪問し，子育て支援に関する情報提供や養育環境等を把握
	養育支援訪問事業	養育支援が特に必要な家庭を訪問し，養育に関する指導・助言等を行うことにより，家庭の適切な養育の実施を確保
	子どもを守る地域ネットワーク機能強化事業	要保護児童対策協議会（子どもを守る地域ネットワーク）の機能強化を図るために，調整機関職員やネットワーク構成員（関係機関）の専門性強化と，ネットワーク機関の連携強化を図る取組を実施

（厚生労働省雇用均等・児童家庭局保育課：保育行政の動向と課題について（平成27年度全国保育士養成協議会総会行政説明資料）．2015年，p.16を参照して作成）

も・子育て支援事業の概要を示します（図表Ⅱ-9-1）。ここでは対象がすべての家庭と主に共働き家庭と妊娠期〜出産後を対象に具体的な事業を提示しています。

　この他，児童福祉法のもと障害児支援として児童発達支援，放課後等デイサービス，保育所等訪問支援などの通所支援，居宅介護などの訪問支援や入所施設などの支援もあります。

　保育所にかかわる事業としては，延長保育事業・病児保育事業があります。保育時間の延長や，病気や病後の子どもに対して養育者に代わって保育を行うことです。

　このような行政が認めた事業以外にも保育所に組み込み併設した地域子育ち・子育て支援センターとしての活動の試みも盛んになってきています。例えば，子育て相談，子育てグループへの場所の提供，子育て応援団体制の構築，体験保育，園内解放，園庭解放などが挙げられます。他にも保育所内の絵本の貸し出しや絵本の読み聞かせなど地域全体でさまざまな人材と知恵を持ち寄って，みんなで子育て（社会地域で子育て）を実践していく試みが広がっています。地域ネットワークづくりには保育所などの施設を拠点として作られて，子どもの健やかな成長発達を支える仕組みができ上がるのです。保育所以外の施設を拠点としたものとしては，学校の教室や児童館を利用したものもあり，放課後児童クラブが挙げられます。

　地域における子育て支援は福祉的な考えで，地域の社会福祉協議会を中心として行ってきましたが，その中でも，住民の中で地域の推薦を経て厚生労働大臣から任命される児童委員（民生委員を兼ねている）は，担当地域内の子どもや保護者の福祉にかかわり，地域活動を行っています。そして，主任児童委員は，児童の専門機関と連携をとり合いながら民生委員を支援するという役割を果たしています。

　一方，地域の市民活動は，自主的なボランタリーな活動が出発点です。そのような市民活動を自治体・国の行政機関が支援する流れが創られてきたのです。そして，自主的に組織化し，それぞれの考え方によって，自律的運営を行っていたものに法律的なバックアップができ上がってきたのです。そのような自主的な組織には必ずといっていいほど，その領域に詳しい人材がおり，専門性を発揮しています。一例を挙げますと，神戸市の「地域子育て支援拠点事業」では，神戸市内にある保育士，幼稚園教諭，小学校教諭養成大学にその拠点をおいて，大学内の教員を人材として利用し地域の子育て支援に役立たせています。

　このように，施設を中心とした地域子育ち・子育て支援と，住民も巻き込んだものによって，地域での顔の見える住民関係が構築され，お互いに支え合って子どもを見守っていく社会が形成されます。

参考文献
・大橋喜美子　編：乳児保育　第3版．みらい，2018.
・内閣府ホームページ.
　（https://www8.cao.go.jp/shoushi/shinseido/administer/setsumeikai/h270310/pdf/s5.pdf）

付　録

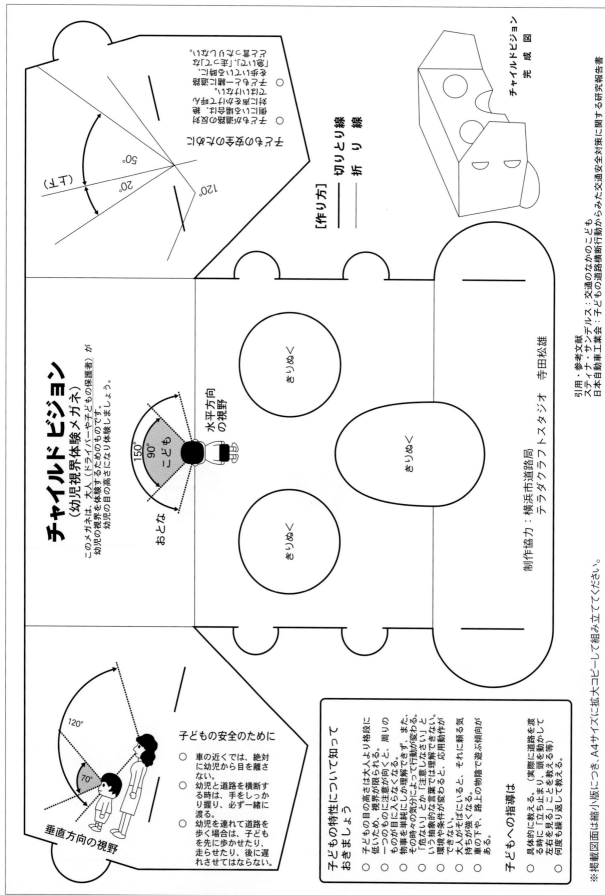

引用・参考文献
スティナ・サンデルス：交通のなかのこども
日本自動車工業会：子どもの道路横断行動からみた交通安全対策に関する研究報告書

チャイルドビジョン
(幼児視界体験メガネ)

このメガネは、大人(ドライバーや子どもの保護者)が
幼児の視界を体験するためのものです。
幼児の目の高さになり体験しましょう。

子どもの特性について知っておきましょう

○ 子どもの目の高さは大人より格段に低いため、視界が限られる。

○ 一つのものに注意が向くと、周りのものが目に入らなくなる。

○ 物事を単純にしか理解できず、また、その時々の気分によって行動が変わる。

○ 「危ない」とか「注意しなさい」という抽象的な言葉では理解できない。

○ 大人がそばにいると、それに頼る気持ちが強くなる。

○ 車の下や、路上の物陰で遊ぶ傾向がある。

子どもへの指導は

○ 具体的に教える。(実際に道路を渡る時に「立ち止まり、頭を動かして左右を見る」ことを教える等)

○ 何度も繰り返して教える。

子どもの安全のために

○ 車の近くでは、絶対に幼児から目を離さない。

○ 幼児と道路を横断する時は、手をしっかり握り、必ず一緒に渡る。

○ 幼児を連れて道路を歩く場合は、子どもを先に歩かせたり、走らせたり、後に遅れさせたりしてはならない。

制作協力：横浜市道路局
テラダグラフトスタジオ　寺田松雄

[作り方]
―― 切りとり線
―― 折り線

チャイルドビジョン 完成図

きりぬく

水平方向の視野
こども 90° 150°
おとな

垂直方向の視野
120° 70°

120° 50° 20°(以下)

子どもの安全のために、横断歩道の近くで、車を止めてあげると子どもがいない時に、必ず子どもと一緒に、「あぶない」、「まって」など注意しなさい。

※掲載図面は縮小版につき、A4サイズに拡大コピーして組み立ててください。

182

付録　チャイルドマウス（消費者庁）

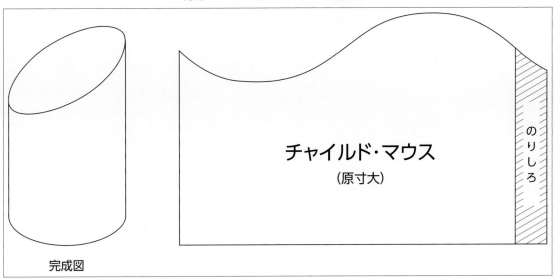

完成図

チャイルド・マウス
（原寸大）

のりしろ

この直径32mmは 1 ～ 2 歳の子どもの口の大きさといわれています。これを通る大きさのものは，誤飲の可能性があります。
このチャイルドマウスに身の回りのものが通るかどうか入れてみましょう。

索　引

＊本書籍の訂正などの最新情報は，当社ホームページ
（https://www.sogo-igaku.co.jp）をご覧ください。

カバーイラスト／山下ゆりな
カバー・デザイン／稲垣圭浩
本文デザイン・イラスト／電算印刷株式会社

保育者のための わかりやすい 子どもの保健　第2版

2022年 2 月15日　　　第 1 版第 1 刷
2023年 3 月20日　　　第 1 版第 3 刷
2024年 2 月10日　　　第 2 版第 1 刷 ⓒ

監 修 者　飯島 一誠

編集幹事　稲垣 由子・本田 順子・八木 麻理子・永瀬 裕朗

発 行 者　渡辺 嘉之

発 行 所　株式会社 総合医学社
　　　　　〒101-0061　東京都千代田区神田三崎町1-1-4
　　　　　電話 03-3219-2920　　FAX 03-3219-0410
　　　　　URL：https://www.sogo-igaku.co.jp

Printed in Japan　　　　　　　　　　　　　　　　　　　　電算印刷株式会社
ISBN978-4-88378-986-3